健康的心脏

The Healthy Heart Book

原　著　Morag Thow

　　　　Keri Graham

　　　　Choi Lee

主　译　孟晓萍　胡大一

副主译　孟宇博　布艾加尔哈斯木　刘培良

译　者　（按姓氏拼音排序）

布艾加尔哈斯木　丁　倩　董　啸　耿庆文

胡大一　孔令博　黎卓涵　李　博　李景君

李晓川　梁聪颖　刘培良　孟晓萍　孟宇博

铭　勇　申　俊　孙　阳　孙银平　王　超

王　莉　杨　雪　翟俊修　张婧娴　张斯斯

张馨月　赵　丽　朱　琳

北京大学医学出版社

JIANKANG DE XINZANG
图书在版编目（CIP）数据

健康的心脏/（美）莫拉格·索（Morag Thow），
（美）凯利·格雷汉姆（Keri Graham），周·李
（Choi Lee）原著；孟晓萍，胡大一主译. —北京：北
京大学医学出版社，2017.12（2018.2重印）
　书名原文：The Healthy Heart Book
　ISBN 978-7-5659-1667-0

　Ⅰ.①健…　Ⅱ.①莫…②凯…③周…④孟…⑤胡
…　Ⅲ.①心脏血管疾病—防治—手册　Ⅳ.①R54-62

中国版本图书馆 CIP 数据核字（2017）第 213781 号

北京市版权局著作权合同登记号：图字：01-2017-1643

健康的心脏

主　　译：孟晓萍　胡大一
出版发行：北京大学医学出版社
地　　址：（100191）北京市海淀区学院路 38 号　北京大学医学部院内
电　　话：发行部 010-82802230；图书邮购 010-82802495
网　　址：http://www.pumpress.com.cn
E-mail：booksale@bjmu.edu.cn
印　　刷：北京瑞达方舟印务有限公司
经　　销：新华书店
责任编辑：高　瑾　责任校对：金彤文　责任印制：李　啸
开　　本：710mm×1000mm　1/16　印张：10　字数：180 千字
版　　次：2017 年 12 月第 1 版　2018 年 2 月第 2 次印刷
书　　号：ISBN 978-7-5659-1667-0
定　　价：38.00 元
版权所有，违者必究
（凡属质量问题请与本社发行部联系退换）

原著序

心脏病患者经常会获得一些健康与康复信息，但这些信息多数来自于不正确的传单或印刷品，它们的实用性也很短暂。但是如果能找到一本涵盖全方位的关于心脏方面知识的"合适"书籍，那样便有了收藏价值。本书将涵盖所有心脏健康及其康复的相关知识。

或许您有心脏问题，或者您的亲人或朋友患有心脏疾病。目前市面上没有可以利用的书籍来帮助您如何解决这些状况。虽然，提供给医疗专业人员关于心脏健康与康复的书籍数不胜数。但是只有将这些专业书籍中的术语和指导方针转变成大众人群可理解的语言，才会有助于您的健康。对于像您一样患有心脏方面疾病的人群，拥有一本能够反映维护心脏健康和心脏康复的具体方法的书籍是非常有意义的。

英国心血管病预防与康复协会（BACPR）的专家们看到这本《健康的心脏》手册后感到很欣慰。这是一本非常适合患有心脏病的人群及其亲属阅读的有益书籍。这本书讲述了由英国心血管病预防与康复协会提出的有效的心脏健康与康复计划的核心内容。不夸张地说，"关于心脏"的核心内容能够帮助人们更好地了解他们的需求，以及向更加健康的生活方式转变。这意味着要更加深刻地理解要改变的生活方式（如活动、饮食、吸烟）、心理和情感上幸福感的得失、药物治疗，从而使自己成为健康的管理者。

当您能管理好自己时，就会变得健康，快乐，就会拥有一种成就感，这也是对您自己的回报。这本书能让您获得来自专业团队的指导，并且您可以从中制订自己的心脏康复计划。

英国心血管病预防与康复协会 BACPR
——推动心血管疾病预防与康复

原著前言

《健康的心脏》这本书解释了为什么以及如何通过健康的生活方式来保护您的心脏，它也同样会告诉您如何处理如下问题，例如发生心肌梗死、心绞痛、置入支架或心脏手术这些心脏事件后的感受。发生心肌梗死后，您也许会有心理和情绪上的失落，会使您感到恐惧紧张。但这并不仅仅是您自己的感受。每年，有上千人和您有相同的经历。在健康生活方式的帮助下，令人欣慰的是大多数人正在走向正常、健康的生活。2010 年英国心脏基金会报道了在英格兰、北爱尔兰及威尔士地区超过 56 000 名患者参与了心脏康复计划。他们随后又报道了在发生心脏事件后人们生存率大幅提高。如果患者坚持按照《健康的心脏》中的生活方式管理自我，将获得更持久、更健康的生存机会。很多人认为他们的健康是理所当然的，直到心脏事件的发生才打击了他们的自信。他们会想，这竟然发生在我身上，不可思议！这样的经历，会改变您对身体的评估方式。这本书会告诉您，之前的想法和感受是正常的，以及何时需要更多的支持并提供给您获得健康快乐生活的方法。

在这本书中，将会介绍以下内容：

- 冠心病的定义以及如何治疗冠心病
- 心脏病发作后生理或心理上的感受
- "心脏年检"如何帮您评估冠心病危险因素
- 如何活动及锻炼
- 如何通过饮食来保持最佳的心脏健康状态
- 如何应对压力及学会放松
- 如何获得来自社会的支持
- 在今后的生活中如何继续维持健康的生活方式

每一章节将会提供真实的心脏病患者的生活经历和感受，并为您在通往快乐、健康和自信的未来道路上提供简单实用的技巧。无论是您还是身边的人患有心脏疾病或是想要得到更多的关于健康生活方式的信息，这本书都很适合。

译者序

　　《健康的心脏》这本书值得一读，它用通俗的语言告诉人们怎样通过健康的生活方式来保护心脏，以及患者发生心绞痛、心肌梗死，置入支架或心脏手术后的感受，包括心理和情绪上的失落、恐惧和焦虑。同时也鼓励患者不要失望，经过心脏康复，在健康的生活方式的帮助下，可以恢复正常生活，仍会活得精彩，也将获得更持久、更健康的生存机会。很多人认为他们身体很健康，突然发生心肌梗死打击了他们的自信，觉得这是不可思议的事！这本书会告诉您，怎样认识您的健康，提供给您获得健康快乐生活的方法和简单实用的技巧。

　　在英国如果您曾经患心绞痛、心肌梗死、心力衰竭、置入支架或做过心脏手术，您一定会在心脏康复团队的指导下开启一个心脏康复计划。包括在安全、舒适、愉快的方式下进行运动治疗，有一个愉快、健康、均衡的饮食，戒烟，合理调节日常生活所带来的压力、焦虑及沮丧，理解药物治疗的重要性。一个健康的心脏康复计划，能够帮您成为一个充满自信、有活力、健康的人，同时您也会了解与心脏相关的知识，得到专家的指导与督促，帮您调节好自己的生活。此外，本书还有一个最大亮点，便是记载了患者及其家庭成员的亲身感受与经历和真实的生活故事，感同身受地提供给患者及家人一些可以借鉴的康复方法。总之，无论何时您想拥有一个健康的未来，都可以随时翻阅这本书，这本书可以给您带来积极和愉悦的生活状态，为您的心脏保驾护航。

中国康复学会心肺预防与康复专业委员会　主任委员

中国心脏联盟　主席　　胡大一

2017 年 10 月

译者前言

　　在我读完英文版《健康的心脏》这本书后，感到十分愉悦，觉得这本书写得太好了，它太适合患有心脏病的人群及亲属来阅读了。我国目前除了胡大一老师写的《支架人生俱乐部》一书，可用以帮助患者解决心脏康复的问题，市面上现有的心脏健康与康复书籍，大众人群大多难以理解。本书反映了英国心脏康复师的工作及具体的实施方案。经原出版社授权，我们把本书翻译成中文，每一章节胡大一教授都认真审阅，尤其是有关饮食习惯这一章（第六章"吃得好"），结合我国的饮食习惯进行编译。

　　这本书的内容体现了胡大一教授提出的五大处方的治疗理念和方法，并且详细制订了有效的心脏健康与康复计划。同时也使我们了解英国的心脏康复状况，有助于人们更好地了解怎样才能拥有一颗健康的心脏和心脏康复的作用，促使人们向更加健康的生活方式转变，使每个人都成为自身健康的管理者。感谢所有的译者为中国心脏康复事业做出的贡献。希望广大读者能喜欢本书。

中国心脏联盟心血管疾病预防和康复学会　主任委员

孟晓萍

2017 年 10 月

简介

相信之前您已经了解到了很多有助于心脏健康的知识。但是，对于大多数人来说，所了解的与所做的并不一定紧密相关，这本书将帮助您建立它们的联系并使其息息相关。

如果您曾经患过与心脏相关的疾病，例如心肌梗死、心绞痛、置入支架或心脏手术，那么您的医生会建议您启动一个健康的心脏计划，这通常被称为心脏康复计划。在理想情况下，这个计划包括医生、护士、理疗师、营养师及心理学家。这个团队会帮您做如下事情：

- 了解您的心脏的基本情况以及如何最佳维持已经取得的药物治疗效果
- 以安全、舒适、愉快的方式进行锻炼
- 愉快、健康、均衡地饮食
- 戒烟
- 合理调节来自日常生活中的压力、焦虑及沮丧，因为这些与健康密切相关
- 理解药物治疗的重要性
- 在今后的生活中继续保持健康的生活方式

在患上与心脏相关的疾病后，心脏康复的绝大部分任务都依赖于您自己。但是，您也同样受益于身边医疗团队的支持。一个健康的心脏康复计划，能够帮您成为一个充满自信、有活力、健康的人，同时您也会了解与心脏相关的知识。其次可以得到专家的指导与督促，帮助您调节好自己的生活。

这本书可作为您从当地心脏康复专家处获取知识的补充。它可以帮您理解冠心病的症状、被诊断冠心病后人们通常的情感与生理方面的感受，以及您如何采取一些自救的行动。此书结合了心脏康复专家提供的最新科学依据。除此之外，本书还有一个最大的亮点，便是记载了患者及其家庭成员的亲身感受与经历，全部是有用的以及真实的生活故事。

当我被诊断为心脏病住院的时候，感到特别恐慌。我总在脑中萦绕

这样一个问题，为什么患病的人是我？我的头脑一片混乱。

丹尼，58 岁

这本书还涵盖了在患心肌梗死后，您还没有来得及做而却需要考虑去做的所有的生活方式的转变。这些转变包括您需要戒烟、寻找积极的生活方式、进行有规律的锻炼、食用健康的饮食、维持健康体重和体型、对酒精做出明智的选择、用有效的策略对抗消极的情绪（如压力、担忧、生气和紧张感）。这本书针对如何保护您的心脏以及如何促进您和您所爱的人心脏健康、提高幸福指数及拥有一个快乐自信的未来提供了实用的意见。对于大多数人来说，心脏事件的发生会给他们的生活带来一些改变。所以我们提倡家人要给心脏病患者多些鼓励、协助他们做出重要的决定、推动他们向积极的生活方式转变。这些可以给他们带来积极的、令人愉悦的生活状态。

现在想想，安装支架及其给我带来的恐惧是我生命中遇到最好的挑战。我现在已经完全适应它的存在，让我有更多的快乐时光来陪伴我的孙子们。

希尔达，62 岁

这本书展示了心脏病患者的真实生活写照。它提供给您及所爱的人一些可以借鉴的方法以调节身体从而度过一个更健康的人生。它同样会在您康复的每一阶段提供支持。无论何时您想拥有一个健康的未来，都可以翻阅本书，它会为您的心脏保驾护航。

对于一些超出本书范围的信息，书中提供了相关网址或其他方式的支持和咨讯。本书作者还精心挑选了一些典型的案例从而帮助您消除任何有关心脏健康方面的不实传言。

一个全面完整的康复方案

英国心血管病预防与康复协会在整个英国范围内提高并改进了关于确保心血管病预防和康复实践项目有效实施的核心标准。图 1 展示了英国心血管病预防与康复协会提出的同样值得我们关注的方面：生活方式危险因素的管理、心理健康、医疗风险因素管理及心血管保护性治疗。

为了使您能拥有一颗健康的心脏以及有规律的生活方式，这本书涵盖了所有与心脏健康相关联的核心内容。英国心血管病预防与康复协会的图表（图 1）同样指出了健康行为的转变及指导对于健康心脏的其他所有必要组成部分都是非常重要的。

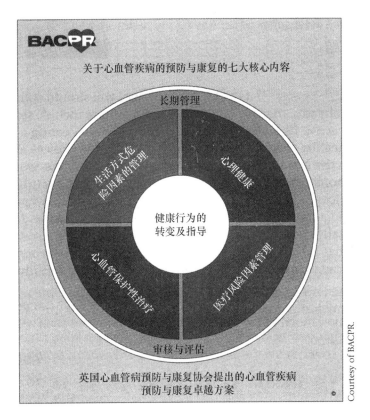

图 1　英国心血管病预防与康复协会关于保持健康的心脏及生活方式所提出的原则

所谓*健康行为的转变*就是您如何改变不健康的生活方式及习惯，每个人都是不一样的，所以当您做出决定改变原来的生活方式时，要清楚为什么要改变以及怎样改变。这本书为您提供所需要的指导，从而使您做出有益于身体健康的长期生活方式改变的决策。

如果您想获取更多的关于英国心血管病预防与康复协会方面的信息，请登录 www.bacpr.com。

目录

什么是冠心病？如何治疗？

在我们探讨心肌梗死如何治愈前，您可能想了解如下几个问题：

- 什么是冠状动脉粥样硬化性心脏病（俗称冠心病）？
- 冠心病是如何影响心脏的？
- 如何治疗冠心病？

这一章，我们将针对以上问题论述，使您更好地了解冠心病及其治疗方法。我们还为您解释供应心肌的血管是如何变狭窄或闭塞的，以及产生的变化如何影响心脏，它会引起什么症状和如何用药物及手术的方法去治疗。

心脏是一个神奇的器官（参见图 1.1），它基本上是一个每天能跳动 100 000 次以上的肌肉泵。心脏推动富含氧和营养物质的血

冠心病、心肌梗死、心绞痛、冠状动脉造影、支架、搭桥术这些都是陌生的语言

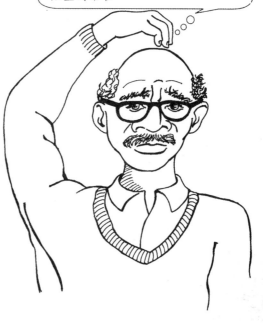

液流至全身，它本身也同样要接受富含氧气的血液。大的血管被称为主动脉，将血液由心脏运输到机体。主动脉离心脏很近，有个小血管即冠状动脉的分支血管供应心脏的肌肉。在每次心搏中，约有 4%～5% 的血液进入冠状动脉，供应心脏本身；其余的血液供应全身其他部分。

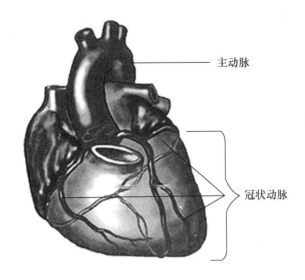

主动脉

冠状动脉

图 1.1　冠状动脉系统

冠心病的定义

冠心病的发生主要是由于冠状动脉血管壁受损。受损的动脉管壁逐渐出现脂质纤维样物质，并开始阻塞动脉。这种物质被称为脂质斑块。

脂质斑块占据了动脉内的空间，因此血流的空间就相应地减少了。因而，由动脉供应心肌的血液就更少了。这种因供氧减少导致的症状称为心绞痛。由动脉壁损伤引起的炎性反应可能潜在性导致脂质斑块的破裂。当脂质斑块破裂，随之形成的血凝块将会完全阻塞血流。如果冠状动脉血流被完全阻塞了，就会发生急性心肌梗死。

设想一下

现在请将您的冠状动脉想象成橡胶软管，其中水是血液，将心肌想象成草丛。假设在晴朗的夏天已经很久没有下雨了。

- 您用花园里的水龙头给您的草丛灌溉。
- 沙砾开始损伤水龙头的内壁，并使之变得粗糙。泥土则在粗糙的地方沉积，使水龙头管径变得狭窄。
- 水流减少，草丛遭殃（心绞痛）。
- 如果这个水龙头完全阻塞了，将无水源供应，草丛就会枯萎（将发生急性心肌梗死）。
- 如果管道被阻塞的时间很短，水流很快恢复，草丛将被挽救（这就是当有情况发生时您尽快赶到医院治疗的结果）。
- 水龙头阻塞的时间越久，将会有越多的草丛受损。如果水龙头阻塞了很长时间，一部分草丛将会枯萎，慢慢走向死亡并无法挽救（心肌坏死）。

心绞痛

由冠心病导致供应心肌的血流减少而引起心绞痛。心绞痛是由许多症状构成的，心脏无法得到充足的血液供应就无法得到充分的氧气供应。心绞痛是心脏向机体反馈它需要更多氧气的一种方式。医务人员常称心绞痛为胸痛，但是许多人并未感觉到疼痛。人们感觉心绞痛的方式多样，它可严重也可轻微。这些会使人们对心绞痛的认识感到困惑。下面让我们通过以下方式来了解心绞痛。

心绞痛是何种感觉？

胸部感觉不舒服

胸部沉重或伴有紧缩感

胸部隐隐作痛

烧灼感或消化不良

一侧或两侧肩部感觉沉重

一侧或双上肢感觉沉重或疼痛

下颌部不适

咽喉部不适

肩胛部不适

过度换气或呼吸急促 *

* 如果您有肺部疾病，同时难以区分肺部疾病与心脏病症状的不同，建议咨询医生、护士或心脏康复专业人员。

> 记住，这些症状可能会由许多状况引起，它并不一定是心绞痛的症状，但是，如果您认为是心绞痛发作，请立即服用硝酸甘油喷雾或药片，并与医生、护士或心脏康复专业人员联系。

当您认为心绞痛发作时，应该做什么

如果出现上述症状，并且您认为它是心绞痛发作，请按照以下步骤施救：

1. 停止一切手头上正在做的事情。

2. 保持放松状态并坐下，深呼吸。

3. 如果您有硝酸甘油 * 喷雾（或药片），按照医生、心脏康复专业人员或药剂师的指导服用，将药放在舌下喷服（或含服）。然后按照说明书，应用喷雾后 5 分钟，如果症状仍未缓解，再次服用，喷雾后再等待 5 分钟。如症状仍未缓解，请立即拨打急救电话。

4a. 如症状在 15 分钟内缓解，您将度过这次危机。但您应与您的医生或心脏康复专业人员联系，他们会通过调整药物剂量或考虑是否更换其他药物防止心绞痛发生。

4b. 如果您的症状 15 分钟内未缓解，请立即拨打急救电话，此期间请保持休息，等待援救。

5. 如果您对阿司匹林不过敏，嚼服阿司匹林 300 mg。嚼服能使药物迅速进入血液。如果您没有阿司匹林或不知道是否对阿司匹林过敏，请保持休息，等待救援。

* 硝酸甘油喷雾是一种喷于舌下用于缓解心绞痛的药物。有人用硝酸甘油药片替代。药片同样用于舌下才能缓解心绞痛症状。如果您有硝酸甘油喷雾或药片，但不确定需用多少剂量，请立即与医生、护士或心脏康复专业人员联系。

以下是一些关于心绞痛的不实传言和误解（见表 1.1）。了解并澄清这些传言将使您对心绞痛有进一步的理解。

表 1.1　关于心绞痛的常见不实传言与相应事实

不实传言和误解	事实
心绞痛属于轻微心脏病	如果心绞痛在休息或服用硝酸甘油 15 分钟内缓解，它将不会损伤您的心脏
如果没有心绞痛而服用了硝酸甘油，将会自我伤害	硝酸甘油的药物作用仅持续 30 分钟。它可能会使您头痛或轻微头晕，但是，如果用量适中，它不会对您有任何伤害
我的症状就是有点不舒服，没有那么糟糕，所以我可以等它变得更糟时再处理	人们常会忍受一定的痛苦（例如人们在等待头痛变得更糟后才服用止痛药）。但是，心绞痛有所不同，如果您感觉到心绞痛需立即治疗
我会对硝酸甘油产生依赖	硝酸甘油不会让您上瘾或产生依赖

急性心肌梗死

当一个冠状动脉的血管突然被完全阻塞时，动脉所供应的心肌将会缺血、缺氧，继而受损，这被称为急性心肌梗死。急性心肌梗死的感觉像心绞痛一样：这个症状可轻度、强烈或严重。如果发生急性心肌梗死，您可能感觉胸部发紧、沉重或疼痛，它也可能波及上肢、颈部、下颌部、背部或胃部。有些人发作心绞痛时，出现气短、出汗、头痛或头晕。有些人觉得恶心、呕吐或持久的消化不良。但值得我们注意的是在我们服用硝酸甘油后，急性心肌梗死的这些症状不能立即完全消失。在我们去医院治疗前，血管阻塞得越久，心脏就越易受到伤害。因此，如果发生了急性心肌梗死，请一定记住立即拨打急救电话或去医院诊治，这是重中之重。

> 还记得灌溉草丛的场景吗？供水系统修复得越快，草丛就越有可能毫发无损地被挽救，时机很重要！因此，如果您服用硝酸甘油，但是没有效果，请立即拨打急救电话。

以下是一些关于急性心肌梗死的不实传言和误解（见表 1.2），破解这些传言将使您对急性心肌梗死有更进一步的理解。

表 1.2　关于心肌梗死的常见不实传言与相应事实

不实传言和误解	事实
急性心肌梗死是压迫性胸痛（您在广告或电视上经常看到）	急性心肌梗死有时可能会有那样的感觉，但并非总是那样。它有时会很轻微。记住，如果在服用硝酸甘油后症状并未完全缓解，请立即拨打急救电话
急性心肌梗死期间心脏是停止跳动的	有些人对急性心肌梗死和心搏骤停这两个术语很迷惑。当发生心搏骤停时心脏是停止跳动的。虽然有时急性心肌梗死时心脏也会停止跳动，但并非总是如此
一旦您有急性心肌梗死，心脏就会受到损伤	您赶到医院接受治疗的时间越短，越多的心肌将被挽救。如果治疗及时、血流恢复，心肌细胞将迅速自我修复并限制损伤进展

冠心病的治疗

在治疗急性心肌梗死和保护心脏方面，您的生活方式扮演着重要角色。关于这方面的治疗，将在后续章节详细介绍。本部分内容将介绍治疗急性心肌梗死的药物作用和手术干预治疗。

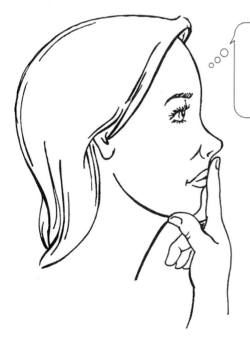

健康的生活方式、β受体阻滞剂、他汀类药物、血管成形术、支架置入、冠状动脉旁路移植术、球囊血管成形术……我之前认为阿司匹林是止痛药。那么我该如何利用它们治疗急性心肌梗死呢？

心绞痛或急性心肌梗死的药物治疗

在急性心肌梗死时，药物治疗不仅对您拥有一颗健康的心脏及强健的体魄发挥重要作用，而且药物也可保护心脏、改善症状，以及提高生活质量。尽管药物治疗有效，但人们还是不喜欢服用或坚持服药。如果您能坚持正确服药，您会真正理解它们的益处。在心绞痛或心肌梗死后，您可能需要 4 或 5 种药物。一些处方药物从小剂量开始应用，在随后的几个月逐渐加量。人们常常认为增加药物剂量是不好的兆头，而且也认为会带来副作用，但增加剂量是必要的。有时这些关于增加药物剂量的不正确想法来自我们自身以往的经验或从朋友、邻居那里获得的信息，或来自一篇片面的文章。如果您有顾虑，可咨询医生、护士或心脏康复专业人员。不要过分担心，保持心态平和。

关于药物

- 药物在治疗中起着重要作用。
- 如果您担心药物带来的副作用，请咨询医务人员。
- 在未经医生允许的情况下，不要随意停药或调整药物剂量。

由心脏专科医生或您的私人医生开具的药物处方，有许多益处，例如：

- 帮助您治疗冠心病，给您带来一个健康积极的人生。
- 降低冠心病的发病率。
- 稀释血液，降低血液阻塞的概率。
- 降低血压、心率及胆固醇水平。
- 降低心绞痛的发病率。
- 保护支架，治疗到位。
- 使您可以适当锻炼，从而使心脏变得更加强壮，身体更加舒适。
- 降低冠心病斑块破裂的概率，换句话说，它们可以稳定斑块。
- 减轻冠状动脉的炎症。
- 降低心律失常的发生率。

表 1.3 列出了在这本书发表时的大部分常用药物。然而，还有许多其他药物是根据您的症状、心脏病病史和冠心病危险因素特别为您开具的处方药（参

见第 3 章）。

　　要想获得更多有关药物的信息，可以登陆以下网站：

www. patient. co. uk

www. medicines. org. uk/emc

冠心病的手术治疗

　　改变生活方式和药物治疗是提升心脏健康状态的有效途径。但为了改进心脏的供血量，手术治疗也是必要手段。

什么是冠状动脉血管造影？

　　冠状动脉血管造影是可直观看到冠状动脉何处存在狭窄或阻塞的检查方法。在手腕或腹股沟处，将一根非常细的管（导管）送入动脉。造影剂通过导管抵达冠状动脉，同时进行造影；将会显示造影剂在哪里流动不畅。换句话说，它可以显示冠状动脉的狭窄部位及严重程度。

经皮冠状动脉介入治疗——血管成形术及支架置入术

　　有时造影显示冠状动脉狭窄并不严重，这意味着药物是最好的治疗方法。如果造影显示冠状动脉狭窄严重，甚至闭塞，可用冠状动脉介入治疗的方法疏通相关血管。疏通动脉可立即恢复心肌血供。在心肌梗死发作后，冠状动脉介入治疗可减少心肌损害或减少未来心绞痛的发生。如果药物治疗对患者心绞痛的疗效欠佳，或患者未来仍存在心肌梗死发病的风险，也可采用冠状动脉介入治疗。血管成形术（即球囊成形术）及支架置入术都是经皮冠状动脉介入治疗的组成部分。血管成形术是球囊经导管到达冠状动脉的狭窄部位，在负压作用下扩张并反作用于管壁，使血管变宽的过程。支架是一个金属网管，打开后支撑于冠状动脉血管（见图 1.2）。医生将会根据您的血管尺寸及狭窄程度选取支架的型号。

表 1.3　常见冠心病药物的类型及其用法

药物	用法
抗血小板药物 阿司匹林 氯吡格雷 普拉格雷 替格瑞洛	**减少血液凝聚** 它们通过降低血液黏性减少冠心病的发作。 您可能将终身服用阿司匹林。 如果您置入了一枚支架，您需要同时服用阿司匹林以及氯吡格雷、普拉格雷或替格瑞洛三者之一。服用氯吡格雷、普拉格雷及替格瑞洛将更好地保护支架，预防支架内血栓
β 受体阻滞剂 阿替洛尔 比索洛尔 卡维地洛	**降低心率** 这意味着您的心脏将不用如此卖力地工作。β 受体阻滞剂具有多种复杂作用。降低心率的众多益处包括可预防心绞痛发生，降血压及降低心肌梗死的风险
血管紧张素转化酶抑制剂 赖诺普利 培垛普利 雷米普利	**降压及增加心脏供血供氧** 血管紧张素转化酶抑制剂有多种作用。在患冠心病后，心肌能力会受损或被削弱。 血管紧张素转化酶抑制剂能帮助心肌恢复，延缓衰弱的过程
他汀类药物 阿托伐他汀 氟伐他汀 普伐他汀 瑞舒伐他汀 辛伐他汀	**降低胆固醇含量，并降低斑块破裂的发生率** 每个人体内都含胆固醇，如果不进行血液检测就无法知道体内胆固醇的含量。胆固醇升高会增加冠心病的发病风险。他汀类药物可降低胆固醇含量，从而降低冠心病的发病风险
硝酸酯类药物 硝酸甘油喷雾或药片 单硝酸异山梨酯	**使身体及心脏的血管舒张** 它会降低心脏负荷，增加心脏的血流量。 硝酸甘油能迅速缓解心绞痛，是一种短效药物，可持续作用 20 ～ 30 分钟。 单硝酸异山梨酯可预防心绞痛，是长效药物

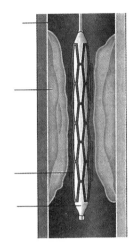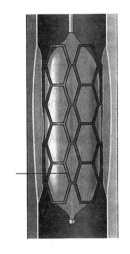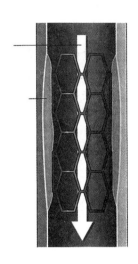

图 1.2　未扩张的支架在球囊的作用下不断膨胀扩大，然后移除导管，让支架维持血管畅通

什么是冠状动脉旁路移植术（俗称"冠状动脉搭桥术"）？

有时，造影结果显示了冠状动脉狭窄比较重，无法用球囊和支架治疗。在这种情况下，对于部分患者，心脏外科手术可作为治疗方案。这种手术被称为冠状动脉旁路移植术或冠状动脉搭桥术。在做冠状动脉旁路移植术时，需要开胸（胸骨切开术）。用患者自身动脉或静脉与冠状动脉狭窄的部分"搭桥"，为心肌提供血氧，移植物来自身体其他部位的血管，例如来自胸壁的小血管（内乳动脉）、下肢的静脉（隐静脉）或上肢动脉（桡动脉）。虽然这些操作听上去很可怕，但请不用担心。一旦这些血管被移植，机体本身有惊人的能力来补充并代替这些血管的原有功能。心脏外科医生将移植血管的一端连接于主动脉，另一端连接于狭窄的冠状动脉远端，这样心脏将再次恢复充足的血流。

 请记住

药物、球囊、支架及冠状动脉旁路移植术的益处需要健康的生活方式维持。本书将会告诉您其中的原因及做法。

在因急性心肌梗死接受治疗后，生理或心理上的感受与理解对您来说是至关重要的。理解这些感受将会帮您走上健康的康复之路，从而向积极的生活方式改变，这些对您来说也同等重要。请继续阅读下一章，您将会收获更多相关知识。

2

心肌梗死发生后人们的情感和身体会发生什么变化？

人们在就医前想当然地会认为自己身体很健康，所以当他们生病时就会有很多诸如担忧或恐惧等情感上的反应。如果您患了心肌梗死，一定提醒自己要正确对待这件事及其给您的生活带来的改变。同时您可能会表现出震惊或难以置信，会感到受到伤害或恐惧，甚至会抱怨为什么在您身上会发生这样的事情。您也可能会变得健忘或精力不集中。更值得烦恼的是，你会变得喜怒无常，可能今天您会很乐观、充满希望，而明天就会觉得疲惫或忧伤。您还可能会感到庆幸，因为及时发现病情并治疗，您又有了第二次机会生存下来并重新迎接新的生活。总之，所有这些积极的或是消极的感受，都是正常的表现。

人们患心肌梗死后的感受

我已经数月感到身体不适，我知道肯定出现了问题。至少现在我知道是心脏不适，并且已经有所好转。我感到如释重负。

格里，50 岁

在接受心脏病治疗后，我感到积极而脆弱——如果朋友给我一个拥抱或是邻居送来一碗热汤，我都会喜极而泣。总之，我既感激又脆弱。

安妮，52 岁

当您被诊断为心肌梗死后，您可能经常感到害怕、焦虑和沮丧，也可能失眠甚至自信心受到打击。这种情况下请多一些耐心，这些感觉会在您接下来的康复过程中逐渐消失，您会重新获得自信。坚持心脏康复，进行有规律的运动，在康复过程中和其他人分享您的感受也很有益。那些和您有同样经历的人会给您提供更多的支持和帮助，您们可互励互助，这是一件多么愉快的事情啊！

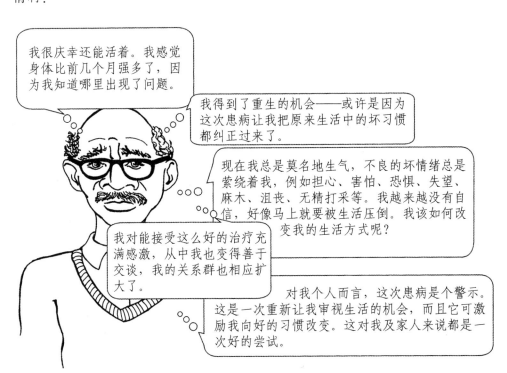

起初我发现很难与我的妻子和家人诉说我的真实感觉。因为我感觉我在拖累他们，给他们带来负担。这也就是为什么我愿意把这些感受倾诉给我的心脏康复师和在运动课堂上认识的伙伴。与他们交谈我感到很高兴，没有一点压力。

哈尼夫，42 岁

> 与那些同样患心肌梗死或接受冠状动脉旁路移植术的病友交谈是一件受益匪浅的事。原来我以为只有我有这样的感受，但现在我觉得自己并不孤单。
>
> 亨利，67 岁

> 我和一位已结束了心脏康复治疗的病友交谈，他告诉我他又开始自驾游了，他很年轻，又可以做他以前能做的事情了。我再一次对我的未来充满信心。
>
> 约翰，37 岁

然而有时这些不良感受在患病后仍然会一直萦绕在您的脑海里，有很多原因导致您出现焦虑、生气甚至失望。也许您正在努力恢复在得知自己患心肌梗死后的震惊，也许这些不良情绪源于患病之前发生的很多事情，也许您得到了很多关于心脏病的负面信息，也许您在其他方面还有很多压力（比如家庭、工作、金钱），这些使您不得不亲自处理。在被诊断为心肌梗死后，您可能会有一些消极或错误的想法，这些都会影响您的康复。

但请记得您不是孤军奋战。如果您正在努力进行康复训练，并想寻求帮助，请与医生、康复护士或心脏康复人员联系，他们会帮助您。联系所在地区的心脏康复中心的有关人员，他们都可为您提供精准的指导和热情的支持。

> 在心肌梗死发作后，我感到很消极，这种感受持续了很长一段时间。我的丈夫鼓励我咨询心脏康复师或心理专家，他们很有经验。后来事实证明这很有用。
>
> 米歇尔，52 岁

在心肌梗死后，医疗专家会建议您做一些改变，例如戒烟，增加运动，调整饮食习惯，减少酒精摄入，减轻压力，按时服药。所有这些要求您必须达到，这可不是一件容易坚持的事。人们经常会感到压力很大。

> 人们总是告诉我应该做一些改变。我并没有在意这种挑战，我该如何做呢？我有其他需要优先处理的问题，例如确认我的家庭是否幸福。此外，我还担心财务的问题。
>
> 克里斯，50 岁

尝试从家人和朋友那儿得到支持。当您准备好开始行动时，请记得照顾好自己，每次就做一件事，因为当您完成这件事时，就有信心去思考下一件健康的行动。最重要的是相信自己一定会成功。这本书将会为您提供很多关于如何改变生活方式的内容，并告诉您如何将这些好习惯坚持到底。

心肌梗死带来的不良情绪

心肌梗死后，您将变得更敏感。那些您曾不在意的事情现在反而困扰着您。您的精神处于崩溃边缘，很多不好的事情都被您无形放大了。您能感受到心脏问题带给您的压力、紧张和恐慌。您可能还会觉得心跳加速、胸部不适、气短或有紧缩感等症状。或许您认为这是消化不良或是肌肉痉挛，因而您也在了解这些症状（肌肉痛、消化不良、紧张恐慌、心脏不适）的区别。在本书中将介绍一种呼吸训练来缓解焦虑（详见第 7 章）。如果您不确定这些症状是否来自于心脏，请不要轻视它们。如果此症状不能在短时间内或深呼吸后消失，请服用硝酸甘油喷雾或药片（具体服用方法参见第 1 章）。如果症状与心脏没有关系，也不用过分担心，因为硝酸甘油喷雾或药片对您的身体无害。

> 起初我每次消化不良时都以为是心脏病的症状。直到认识到它们之间的不同，我不再恐慌了。
>
> 斯蒂芬，48 岁

如果您有上述这些感受，请联系有关医生、护士或心脏康复人员，这样可尽早得到支持和帮助，同样，放松的技巧也是有益的（详见第 7 章）。

能量恢复阶段

在心肌梗死后，体内能量水平在几周内下降。因为在医院治疗时，您服用了很多药物，身体也处在恢复阶段，毫不夸张地说这等同于身体遭受了一次致命打击。同样，如果您接受血管成形术或支架置入术后，可能没有什么不舒服的感觉，就像什么都没发生一样。但是，有时您会感到疲乏。尽管这不是大手术，但您的身体同样需要恢复。

> 不要为您的筋疲力尽感到担忧，它迟早会恢复如初的。您担忧越多，就越疲劳。

日常适中锻炼和健康饮食将有助于您恢复体力。开始的几周内尝试做一些容易进行的运动。适度锻炼有助于身体痊愈，请每天迈着轻快的步伐去户外散步。

> 您可多做些锻炼，多去户外散步，刚开始可将运动时间设定为 10 分钟，逐渐坚持到 30 分钟。

胸部刺痛

在经过血管成形术或支架置入术后，有些人完全没有不适的感觉，但也有人感到左胸部刺痛。您也可用手指出哪个部位刺痛，但您看不见里面的具体状况。大家通常会用这些词语来形容这种刺痛：瞬间的、剧烈的、藕断丝连的、坐立不安的感觉。这些不是心绞痛症状，这只是身体恢复时的疼痛，可能会持续数个月。您的身体正在愈合，支架也正在与身体相融合。但是如果这些刺痛持续时间超过几秒，请一定要留意并立即服用硝酸甘油喷雾或药片。

> 在支架置入术后，我时而觉得左胸部位有刺痛感，这种感觉会持续几秒钟。我从来没出现过心绞痛，所以我不知道那是什么感觉，我感到很担心。我把这种症状描述给心脏康复师，她告诉我那是正常恢复时期应有的现象。这给我带来了很大帮助，并且奇怪的是，从那以后我感觉不出来那种不适了。
>
> 约翰，52 岁

> 恢复时期的疼痛：持续几秒钟的刺痛不是心绞痛。如果您有这样的痛感，请保持深呼吸并放松肩部，它们就会消失。

血管造影术后的疼痛和淤青

如果您做了血管造影检查，大多数人会出现淤青。它们一般分布在胳膊从手腕到腋窝处以及下肢腹股沟到膝盖处。当然因个人体质不同，也有人没有出现这种淤青，但胳膊或大腿可能会疼痛，感觉麻木无力。在血管造影检查后，淤青会游离到胳膊或大腿的远端。请不用过分担心，这属于正常现象。这不是新的淤青，这只是在重力的作用下淤青游离到远端，这种淤青会持续一段时间，但它最终会完全消失。如果您感觉胳膊或大腿出现疼痛，可服用药物来缓解疼痛，并尝试着针对胳膊或大腿进行常规锻炼。但如果伤口在手腕，请在 7 天内尽量避免手持或推拉重物，同时避免给手腕或者腹股沟施压。如果胳膊或大腿感到疼痛、发红、热或冷，或伤口周围出现脓液，请立即就医。牢记以下几条：

- 在血管造影检查后的 7 天避免持重物。
- 淤青痊愈之前，其范围可能变大或加重，属于正常现象。
- 几周内胳膊或大腿会感到疼痛，可服用药物，例如扑热息痛（对乙酰氨基酚）片，来缓解疼痛。
- 血管造影检查后，胳膊或大腿尽量像以往那样活动。

冠状动脉旁路移植术或瓣膜手术后会发生什么？

在手术、住院期间，有专业医生参与的医护时间为 6～12 周。这段时间包括心脏手术后的恢复，但是请不要期望恢复太快，在术后您需要数个月来恢复。

心脏手术对于整个身体而言是很大的创伤，恢复的过程包括很多方面。

> 在心脏手术后完全康复需要 1 年。请每周给自己制订一个小的目标，同时请不要期望做得太多太快，但请相信自己一定可以做到。

情绪的变化

心脏手术后，您可能会像许多曾经做过手术的人一样有很复杂的感受。您可能整天以泪洗面或心情低落，这时请把您的感受告诉给自己的家人或朋友。让他们了解您的情绪并给您勇气。您可每天为自己制订计划：每天同一时间起床、洗漱、穿戴整齐。也可每天制订一个小目标，例如：每天做一项像步行去邮局或商店这样的运动，您也可和朋友一起散步、读书、约定在咖啡店或公园见面以及做一些简单的家务。

> 从一天的开始就养成习惯。每天在同一时间起床、洗漱、穿衣。每天都挑战自己做一些新的事情。

精力不足

虽然有些人比别人恢复能力快。但对于所有人来说心脏手术后的第 6～12 周都是艰辛的。有些人很幸运在术后感觉很好，他们很快就能体会到做手术的益处，或完全没有感受到手术带给他们的影响。但如果您现在感觉比做手术前还痛苦——以前您从未有气短、胸痛等症状，那么术后您会感觉很糟糕，您不能做以前能做的事情，这很让人沮丧。如果您在术前就不能活动，不能正常生活，那么您的身体就已经很虚弱了，同理您需要更多时间去恢复身体。

在心脏手术后的第 6～8 周，我痛苦难忍。但一切都变好了，我想我所有的期望马上就会变为现实。

塞拉，52 岁

心脏手术后，我感到筋疲力尽。手术对我来说是很大的打击。我原本年末有去国外旅行的计划，但此刻我感到再也做不了了。我只能取消所有的事情，甚至我的生活也要暂时放下，我想知道我还能不能像原来一样生活。经过 12 周的心脏康复训练，我已可以去国外旅行了，我现在瘦了下来，而且又找回了自信。我和我的家人都感到难以置信。

玛丽，72 岁

气短

心脏手术后，当您每天活动时都可能感到气喘吁吁，但只要呼吸顺畅，请不要担心，这是正常现象。别忘了在手术时，您靠呼吸机呼吸，所以您的肺也需要恢复。当然，您精力有限，肌肉也很虚弱，这使您感觉做每件事都很困难，这种感觉总会过去的。所以在开始的阶段请保持一个缓慢而稳定的频率进行康复，如果需要休息就休息一会儿。不要长时间地坐着无事可做，也不要过分担忧，担忧对您的恢复不起任何作用，只会让事情变得更糟。所以站起来多走动，这种简单活动非常重要。

> 手术后您需要建立身体耐力。坐着超过 1 个小时太久了，要少坐，多运动。

伤口痛及其恢复

术后胸骨伤口的恢复会经过不同阶段。起初伤口表面会愈合得很快，但是里面的骨头会经过 6～12 周才能真正愈合。这就意味着您在前 6 周只能手持较轻的物品（1.3 磅或 0.45～1.36 千克），例如袋装面包，小盒牛奶，小罐、小锅或半壶液体。在第 7～12 周可逐渐提一些重的物品（5～8 磅或 2.27～3.63 千克），例如吸尘器、便携洗涤篮或小水桶。同样在第 12 周后不提倡抱小孩或提重物（如手工制品、园艺盆栽或中型洗涤篮）。

明智的选择。如果您需要往返两次取一些物品，那么建议每次少提东西，多走几趟来完成，这是非常好的运动。同样不要将壶的容器完全装满，用两个小罐替换一个大罐。牢记每个人的恢复速度不一样，请听从您的身体发出的信号，它会告诉您什么是正确的。这种疼痛会出现在胸骨，但伤口因人而异。在恢复期也会有一段时间忽然感觉僵硬和疼痛，这是正常现象。您只需服用一些药物来缓解疼痛即可，在 12 周内您很可能更需要服用药物，这都是正常的。很多人即使感到疼痛也拒绝服用止痛药，这是不提倡的，同时也是错误的。当您感到疼痛时肌肉是紧张的，这时您不能随便移动，否则会变得僵硬从而加重疼痛。而且，疼痛也会影响睡眠质量。睡眠可帮您恢复身体的能量，使身体迅速痊愈。因此请在睡觉前服用止痛药，尽可能休息好，这是恢复身体最重要的一部分。

 关于止痛药

- 疼痛可带来肌肉紧张、活动量减少、失眠、疼痛感加强、恢复变慢。
- 如果您现在就感到疼痛，拒绝服用止痛药不仅会使您变得更糟，而且也会阻碍您康复的进程。
- 如果您因为疼痛而不能入睡，请在睡前一个小时服用止痛药。
- 在出院前，您可能已服用止痛药了。如果您想增加或减少药量，请向医生、护士或心脏康复师咨询个体化意见。

尽管术后 12 周时，您的胸骨已接近恢复正常，但可能还会持续疼痛数月。而且伤口周围的区域可能会有紧绷的感觉，因为瘢痕组织正在聚集。所以最重要的事是恢复到原来正常的活动。活动可帮助瘢痕组织变得柔韧，减少活动会使瘢痕组织变得紧绷。在左胸部和伤口周围出现麻木是正常的，且这种感觉可能会持续几个月。麻木可能表现为针刺样，这是由于神经末梢在恢复。随着时间推移，这些都会消失，但伤口周围小部分区域的麻木感会永远存在。

如果您做了冠状动脉旁路移植术，腿上会有一个伤口，这个伤口通常恢复得最慢，尤其是膝盖或脚踝的伤口。手术结束后，护士会给您包扎很多次伤口，即使在伤口恢复时，您也要坚持运动。适当运动能促进血液循环，帮助伤口恢复。腿上的伤口周围与胸部伤口一样也会有麻木感，这种麻木感是由于伤口周围的神经末梢被破坏。在神经末梢恢复时，您会感到针刺样疼痛，这种感觉是正常的。这种针刺样的疼痛感会持续几个月，因为神经是体内恢复最慢的组织。

> 　　胸部伤口在术后会持续几个月的疼痛、不适和阵痛。应积极锻炼并逐渐恢复到正常水平。

颈部、肩膀的僵硬及不良姿势

当您要进行心脏康复之前，请记住：您的腿骨与髋骨相连，您的髋骨又与脊骨相连。也就是说您的胸骨、肋骨、脊椎、颈部、锁骨、肩膀，它们之间的所有肌肉都是相连的。因此，在术后您会感到僵硬和疼痛，特别是第一次从术后的睡眠中醒来时。尽量让您的颈部和肩部多活动至关重要。但也要保护您胸部的伤口，注意姿势得当。不要转动您的肩膀或使其下垂，这样会令您的胸部感觉僵硬从而产生疼痛。

坚持运动

- 不要害怕运动。
- 活动可帮助痊愈。
- 关键在于适度运动！

每天遵循这些要点进行简单的锻炼，旨在恢复到术前状态：

- 让双臂同时够到厨房最高处 10 次。
- 缓慢转动肩膀 10 次。一侧肩部比另一侧旋转的角度大是正常的。
- 每只手尽量搭在后背中间 10 次。一只手比另外一只搭得更远是正常的。

- 运动过程中让朋友和家人监督您是否偷懒了，因为您自己可能没有注意到。

食欲不振

术后人们通常食欲不振，原因如下：有些人感到嘴里有怪味，感到有些食物尝起来很糟糕，即使是原来很喜欢吃的食物。当然，也有人感到恶心、胃胀气、便秘，这些反应都是正常的，这可能与您应用的药物有关，比如麻醉药、抗生素和止痛药，这些都可能导致食欲不振，需6～8周才能恢复食欲。您也不用过分担心，这些症状随时间推移都会改善。

在冠状动脉旁路移植术后，令我不可思议的是我不享受使用我的茶杯了，其中的茶水仿佛和以前的味道不一样了。

希拉，63 岁

术后请少量规律饮食，因为胃通常是最后一个恢复正常的器官。

如果您食欲不振，可少食多餐或吃些容易消化的零食。您也可以一天吃六顿：早餐，午前小食，午餐，下午茶点，晚餐及夜宵。在就餐时请选择可口易消化的食物：例如奶制品、汤或牛奶。如果您感到口干或嘴里有金属味，可喝点果汁，也可吃点薄荷糖、口香糖或水果来清理您的味蕾，这样可刺激唾液分泌。如果烹饪的味道使您反胃，可试试食用冷的或常温食物，如饼干、冷鲜肉、土豆或谷类早餐。为避免便秘，请多食流食、水果、蔬菜、全麦面包、谷物等高纤维食物。这段时间您可食用自己喜欢的食物，没必要遵循健康、低脂肪饮食规则，直到恢复食欲和能量为止。如果您发现食欲不振或体重下降，请联系医生或心脏康复人员。

记忆力减退、注意力不集中

短时间内出现记忆力减退和注意力不集中是正常的。请不要为难自己。请尝试阅读一段时间，然后放下报纸或书放松。可做填字或猜谜游戏，并保持规律休息。

不要对自己太苛刻。少量而频繁是阅读的经验法则。

在心肌梗死之后的身体活动

心肌梗死或心脏手术后的前几周，尽管您知道自己可活动，但是在家还是害怕活动。这时可逐渐增加您的运动等级。您的身体需要在更多的休息和轻度运动之间找到一种平衡，从而促进心脏和身体的恢复。接下来本书会提供一些要点，如果健康专家已针对您的情况给出了建议，请遵循他们的建议。

- **建立日常生活习惯**。从第一天开始每天起床，洗脸，穿戴整齐。不要整天躺在床上，这样对您的身体和心情都没有好处。
- **不要久坐**。每隔一小时请站立或在走廊或各个房间来回活动。
- **使用楼梯**：如果在心肌梗死前您能走楼梯，那么现在您也可以。请保持平和的步伐避免呼吸急促，如需要请休息一会儿。
- **听从您的身体**：在回家后的前几周，您可在家中漫步、打扫房间或清洗适量的餐具。有些人只需在家静养 1～2 天，但是有些人可能需要更长时间，这完全取决于您的感受。但在家静养时间建议不要超过 1 周。如果是晴朗好天气，建议到室外活动，这样可呼吸新鲜空气，而且缓慢的深呼吸有助于放松，这对您来说是再好不过的了。
- **每天出去散步**：散步是最简单、自然的运动。每天尽可能多花时间散步，而不是把精力集中在测量您走的距离上。开始时可 5～10 分钟，之后可每天多走一会儿。在前两周，请选择在平地上散步。如果遇到上坡，请放慢脚步，但不提倡改变路线。等回到家您可根据散步的具体情况，以及您身体对散步的反应确定最佳散步方案，每个人都不同。如果您感到疲乏，明天就不要走这么远。如果您感到筋疲力尽，那说明您走得太远了。为避免其他因素给您造成伤害，请以后不要走太快、选择路程太远的道路。前 4 周，每次请步行 30 分钟，或每次步行 10～15 分钟，步行 2～3 次，中途可休息。记得让自己爱上散步，同时请经常改变路线使自己不会感到枯燥。如果您的朋友有车，让他们带您到不同的地方。如果天气变得寒冷、酷热、刮风，那么您的心脏就会更加费力工作，所以在这样的天气，请尽量少走或步行缓慢。如果天气实在太糟糕，请尽量避免在室外散步，如果有人可以带您到超市、花园、博物馆或商店，您就可以在以上场所做一些步行之类的相关活动。
- **避免抱小孩或提重物**：比如购物袋、吸尘器、脏衣服、手提箱、家具、垃坂或储藏箱。同样也避免做以下运动：推、拉或长时间举起胳膊超过肩膀。如果您正处于心脏康复期，您的胸骨正在逐步恢复，所以在 9 周内不提倡提任何物品。

- **进食后不要立即运动**。对于任何人这都是好的建议，特别是对于患冠心病的人更重要。如果您在吃完东西后立即运动，您的心脏会承受更多。提倡吃饱后休息 2 小时再运动。

- **恢复工作**：回归到正常工作中至关重要。这不仅与金钱相关，而且还可促进您身体多方面恢复——心理、身体、情感和社交方面。社会研究表明，一个人回归到工作中越晚，他的康复过程就越慢，甚至会推迟康复。您应和医生、心脏康复团队一起决定何时回归工作最适合。

对于一些特殊职业的人群（如重新返回驾驶、体育和飞行行业的人群）在心脏病诊治后寻求个体化建议很重要。这些人群需与医生、心脏康复团队沟通。

心肌梗死后的性生活

回归到正常的日常生活对于您的身心恢复至关重要。在心肌梗死后，人们也很关心如何恢复以往的性生活。他们想知道在性生活时是否会发生胸痛。至于何时恢复性生活比较适合没有时间规定。当然性生活也不会对心脏产生特别的负担。您只需把性生活看成是另一种形式的运动，和正常的日常锻炼相比，它同样不会对心脏产生压力。在此，本书介绍一种方法以便于您衡量是否可以恢复正常的性生活。如果您可爬两层楼梯或轻松步行 20 分钟，您就可恢复性生活。如果您正在从心脏手术中恢复，请记住胸骨需要 12 周才能完全长好，所以这段时间注意在性生活中的姿势，确保不要用您的胳膊支撑整个身体的体重。

在心肌梗死前性生活就变得困难是普遍现象。对于很多人来说性生活困难是导致冠心病的疾病过程的症状之一，它不仅影响血液在身体的流动，而且还可引起身体其他部位（包括性器官）的症状。性生活中出现的问题可由不健康的生活方式引起，比如缺乏锻炼、吸烟、不健康的饮食、精神压力大，这些同样可引起冠心病。有时性生活中出现的问题也可能是药物作用引起的。如果您想获取更多内容，请与医生、护士或心脏康复专业人员沟通，他们会建议您改变药物来观察是否是这个问题。

在心肌梗死后能否恢复正常的性生活除了身体因素还由其他因素决定，例如您和伴侣的焦虑情绪会降低双方对性生活的兴趣，这个反应是正常的。当您重新拥有自信，身体恢复正常后，这些都会过去。

为避免彼此产生误解或伤害感情，请与您的伴侣沟通您的感受和困难。请不要回避性生活，您推迟的时间越长，就越有压力。通过沟通还可使您的自信心倍增，对恢复健康有很大帮助。如果您在几个月后仍存在问题，请不要放弃。这是您重新找回自我和维持夫妻关系的重要一部分。所以请与医生、护士和心脏康复专业人员沟通，不要害羞，他们经验丰富，一定可以帮助您。

> 我和心脏康复师讲述自从心肌梗死发作后性生活的变化，我虽然很紧张但是做到了。这种情况对于她来说并不是初次遇到。她给了我很多好的建议，而且她还会和我的主管医生沟通。以前我感到希望渺茫。现在我感觉好了很多。
>
> 约翰，51 岁

心肌梗死后的睡眠障碍

随着年龄增长，人们睡眠时间减少，往往会在夜间醒来。在心肌梗死或心脏手术后，很多人都有睡眠障碍。为什么会发生这些呢？因为在医院时您的睡眠模式已被完全打乱。如果您做过手术，当您躺下或翻身时会感到不适或疼痛。当您出院时，你会忐忑是否会在睡觉时心脏病发作。这种担心会一直持续到您重新恢复自信时，但是失眠的习惯就开始了。你总是感觉您的睡眠不好，得不到休息，所以在白天总是疲乏和急躁。长此以往，你开始担心失眠，常常会感到很有困意，但一旦头碰到枕头，就立刻清醒。如果您也有这种情况，请尝试以下技巧以助于睡眠：

- 每天定时起床和睡觉将帮助您养成有规律的睡眠习惯。
- 晚上做轻快的锻炼。
- 不要在椅子上打盹，尽量保持晚上在床上入睡。
- 入睡前请放松，可试着洗个热水澡、听音乐、读书、看喜剧或浪漫的电影。
- 下午 6 点以后不要喝含咖啡因的饮料。咖啡因是一种兴奋剂，它存在于茶、咖啡、碳酸饮料、功能性饮料、止痛药或感冒药制剂中。所以请在饮用前检查外包装上的标签成分，尽量减少每天咖啡因的摄取量。
- 如果您依赖酒精辅助睡眠，请试着戒掉它。酒精可使您入睡，但当您体内酒精含量下降时，就会惊醒，如果想再次入睡会很困难。

- 不要在床上看电视，这会使您的意识保持清醒，也就意味着您将床与电视融为一体，而不是您的睡眠。

- 如果您醒来 20 分钟之久，请尝试放松技巧（详见第 7 章），或者起床去其他房间入睡。

有些药物会使您多梦，甚至做噩梦，从而把您从睡梦中弄醒。如果您有这方面的困扰，请与医生进行沟通。如果您心情低落并感到无望、经常不明原因醒来，或是感到沮丧，都可以与医生或心脏康复专业人员沟通您的感受。

在您患心肌梗死后家人的感受

您正经历着一种复杂的感受，相信对于关心您的家人来说也是如此。如果您的性格改变了一点，那么对于您身边的家人和朋友都是可怕的，他们或许担心通过这次生病您会变得与之前判若两人。

> 当吉米从医院回到家后，我认为他跟以往不一样了。他变得很安静，甚至与我交谈时都沉默寡言。我不想给他压力，但是我想融入他的生活。
>
> 落娜，52 岁

 与别人分享您的感受

- 俗话说，将烦恼倾诉给他人，烦恼就少了一半。
- 沟通是关键，告诉别人您的担忧。
- 让您的家人和朋友参与到您的恢复中，不要认为自己是负担。
- 无论何时您们都可以相互支持。

对于您的伴侣、家人和朋友，恢复期都是一个难熬的时期。因为在医院，您一直被专业的医护人员照顾，现在您的家人要接替医护人员来照顾您。他们会不顾一切地帮助您，但是他们不知道该如何做。有些照看者，尤其是那些非常在意您的人会对您过度保护，他们或许是出于好意，但是他们的做法（无论是情感上还是身体上）可能会阻碍您的康复之路，甚至与康复背道而驰。您必须可以在房子周围做一些力所能及的小事，或者先从照顾自己开始。如果别人代替您做每一

件事，您的自尊心和自信心将会受到打击。如果您什么都不做，那么您会认为自己什么都做不了，总是筋疲力尽。最终您会觉得身体虚弱，可能一件小事都需要别人的帮助。

请牢记

- 整天无所事事会使您适应无事可做。
- 如果您整天坐在椅子上，那么您就会将其变成一种习惯。
- 您需要让自己精力充沛并自信满满，这样才能逐渐恢复到正常生活中。

在心肌梗死后，最好的方式是帮助患者建立一个健康、积极的生活方式，相信您及家人、朋友会从这种方式中获益。接下来介绍一些具体的健康生活方式：

- 一同散步。
- 一同寻找新的食谱，调整饮食方案。
- 和您的家人、朋友一同计划做一些积极的活动。
- 如果您戒烟成功，请用节省下来的钱与家人和朋友去郊游。

如果你或亲人需要一些建议，请联系专业康复人员或学术团体。

学会控制

为了拥有一个健康的体魄您需要做一些调整来保护您的冠状动脉（及旁路移植血管）。支架置入和冠状动脉旁路移植术不能保证血管以后不再堵塞。您需要通过服用药物和合理的调整来保护血管，您可以思考一下自己想改变的生活方式：积极活动、饮食健康、杜绝烟草、乐观抗压和监测血压及胆固醇。阅读下面的章节将有助于您从朋友、家人那里得到支持，从而过上一种健康、快乐、长寿的生活。

请牢记

在心肌梗死后，您能过上快乐、健康、充实的生活。您及家人、朋友也会有一个光明灿烂的未来。

3

降低危险因素，保护未来健康

冠心病的危险因素与我们的生活环境、行为习惯有关，而这些不良因素恰恰提高了我们患心脏病的概率（详见表 3.1）。我们发现存在冠心病危险因素越多，您发生心绞痛、心肌梗死及接受冠状动脉旁路移植术的可能性就越大。在我们已知的冠心病危险因素中，有些是可控的，而有些是不可控的。

表 3.1　冠心病危险因素

不可控的冠心病危险因素	可控的冠心病危险因素
● 心绞痛或冠心病家族史 ● 年龄 ● 性别 ● 种族	● 吸烟 ● 缺乏体育运动 ● 高血脂 ● 高血压 ● 不健康的饮食 ● 抑郁 ● 血糖控制不理想的糖尿病 ● 过度饮酒（详见第 6 章） ● 超重和肥胖 ● 过度的消极情绪及压力

思考一下，其实我们完全可以控制大多数的冠心病危险因素！降低危险因素获益的是我们自己，不要拿健康赌博，行动起来吧！

心脏年检——关注您的"发动机"

每当我们提及心脏健康和控制冠心病危险因素的时候，有些人经常会把我们的身体比喻成汽车，而我们的心脏则是发动机。之所以关注我们的发动机，主要是确保汽车是否有足够的燃料、汽油和水。如果我们的车子得到定期保养维护，随着时间推移反而会工作得更有效率、跑得更顺畅、寿命更长久。同样，关注我们的心脏，使身体得到足够的营养和锻炼。即使我们年纪大了，如果能做到定期就医，也会有助于我们有健康长寿的生活。一辆汽车和它的发动机可能受到如下因素影响：不洁净的汽油、燃料、来自路面的垃圾残渣、不良的驾驶习惯、超负荷的过量工作。同样，我们的身体和心脏也可能会受到如下因素影响：吸烟、不合理的饮食、缺乏运动、高血压、高血脂、高血糖、压力过度以及酗酒。所以我们要照顾好心脏，从消除那些我们可以控制的冠心病危险因素开始。

冠心病的高危行为指的是人们所做的可以损伤心脏及心血管系统的行为，包括：吸烟、缺乏运动、不健康的饮食、过度的消极情绪和压力等，这些行为都同样损坏我们的心脏。因此积极控制好上述提到的冠心病高危行为，哪怕只控制一项都会给您日后控制余下高危行为带来信心。

反之，有些行为习惯确实可保护我们的心脏（详见表 3.2）。保护心脏行为可减少许多冠心病的危险因素。也就是说，您可通过仅仅改变一个行为，例如戒烟、积极运动、健康饮食、处理好负面情绪和压力，就可以影响到冠心病的危险因素。

> 不要被打败。小改变，大不同！

经权威部门证实，健康的生活习惯不仅可降低冠心病的发病风险，而且还可提高生活质量和延长生命时间。2009 年一项大数据研究显示，超过 23 000 名入组对象证实遵守四大健康生活方式可有效预防 80% 的慢性病，其中心脏病、糖尿病、癌症等这些疾病都属于慢性病。哈利·伯斯爵士（2009 年任苏格兰首席医疗官）将此项研究的发现总结成了一个易于记忆的名称——"魔法准则"。

魔法准则[1]

不吸烟

每天吃 5 份水果或蔬菜

每周运动 3.5 小时

保持体重均衡和身材匀称*

* 在本章将会告诉您体重均衡和身材匀称的标准

[1] Earl S. Ford et al，The EPIC study，'Healthy Living is the Best Revenge'，2009，*Archives of Internal Medicine*，Vol 169，NO 15，Aug 10/24.

表 3.2   改变危险行为的作用

冠心病的高危行为	保护心脏的行为	如何采纳健康的行为来保护心脏
吸烟	戒烟	戒烟有助于降低血压，减轻动脉血管壁炎症反应，减缓血液凝聚
久坐的生活方式，没有规律的运动	每天积极运动，定期锻炼	每天积极运动、定期锻炼身体有助于降血压，降血脂，减小腰围，控制体重以及减轻压力；同时也有助于预防和控制糖尿病
不合理饮食	健康、营养均衡的饮食	健康、营养均衡的饮食有助于降血压，降血脂，减小腰围，控制体重；同时也有助于预防和控制糖尿病
不能积极面对负面情绪和压力（担忧、焦虑、生气、易怒、急躁、恐惧、压力）	帮助自己处理好负面情绪和压力，寻求支持和帮助（详见第 7 章）	处理好负面情绪和压力有助于降血压，降血脂，减慢血栓形成同时降低动脉血管炎症反应，并使您有能力去改变其他不健康的行为，比如吸烟、不健康的饮食、缺乏运动、过度饮酒等
过度饮酒	戒酒，或者适度饮酒（详见第 6 章）	戒酒或者适度饮酒有助于降压、减小腰围、降低三酰甘油（甘油三酯）水平、缓解焦虑，同时使您有能力去改变其他不健康的行为，比如吸烟、不健康的饮食、缺乏运动

事实上，这些生活方式的改变并不神奇，您可控制它们。本章我们将更进一步地讨论这些。吸烟、缺乏运动、不健康的饮食都伤害着您的心脏。所以请从这些生活方式中选择其中的一项进行控制，就可帮助您建立信心去控制其他几项冠心病危险因素。

戒烟

戒烟是您"心脏年检"中非常重要的一部分。烟草中含有上千种有毒物质，包括尼古丁、一氧化碳、焦油、砷、氰化物、胺类、苯、甲醛、镉等。每当问及周边的人，吸烟是如何损害健康的？他们可能会回答它会引起癌症。事实上，约有三分之一癌症的死亡是由吸烟导致的。一项惊人的事实报道吸入的70％焦油将会沉积在肺部，所以吸烟会导致肺癌、哮喘、慢性支气管炎、肺气肿、肺炎、反复的肺部感染以及由于日常活动能力下降所带来的较低的生活质量。

人们通常都知道吸烟会损伤他们的肺，但是他们并没有意识到吸烟还会导致更广泛的损伤，烟草与30％的心脏病死亡率有关。吸烟者心肌梗死的风险是不吸烟者的两倍。吸烟者在30～50岁时心肌梗死的风险是不吸烟者的5倍。与高血脂、高血压相比，吸烟对心脏的危害甚至更大。冠心病在吸烟人群中的发病往往更严重、更广泛。经常吸二手烟的人群心肌梗死的发病率也比普通人群高25％。

吸烟在以下几方面导致冠心病：

- 增加血液黏稠度，易于形成血栓。
- 破坏动脉血管内皮（参见第1章中"水管和草"的比喻）。
- 产生化学物质，使心跳加快，并导致血压升高。
- 引起血管痉挛。
- 导致心律失常。
- 降低高密度脂蛋白胆固醇，也就是我们通常说的"好胆固醇"，"好胆固醇"可以将血管中多余的血脂运回到肝，并进一步处理。
- 减少血液的携氧量，使供机体使用的氧相应减少，而人体的正常功能有赖于氧气。一旦循环中的氧气不足以供给身体，长此以往就会导致细胞和器官的损伤，尤其是对于总是加倍运转的心脏来说。

不要灰心

- 戒烟一年后，您心肌梗死的风险就会降低50％。
- 无论您多大年纪，吸烟史有多久，只要停止吸烟就会获益。

戒烟的好处

- 随着时间推移，您的身体会自己恢复。
- 您的血压和心率会在您吸入最后一支烟的30分钟内恢复到正常。
- 48小时之后您的肺开始清除吸烟所残留的垃圾，同时您的肺功能改善，患肺癌的风险降低。

- 两三天后您的味觉和嗅觉恢复，同时也会觉得呼吸变得顺畅。

- 皮肤和毛发变得更有光泽，让您看起来更健康。

- 身体获得更多氧，会使您觉得精力充沛。

- 戒烟 15 年之后，您心肌梗死的风险将和从未吸烟的人群一样。

简言之，吸烟会影响您身体的每一个系统。所以现在您知道为什么应该戒烟了，那么下一步就集中注意力思考如何成功戒烟（详见图 3.1）。

如果做到如下几项，人们可成功戒烟：

- 下定决心。

- 得到适当的帮助和支持。

- 使用尼古丁替代疗法（NRT）。

尼古丁替代疗法 （NRT）

- 尼古丁容易使人上瘾，尼古丁替代疗法是给您低剂量的提纯的尼古丁进而减少戒断症状。

- 尼古丁替代疗法是为了给您时间去适应没有烟草的生活。

- 可以购买到的尼古丁替代品：尼古丁贴片、口香糖、鼻腔喷剂、吸入剂、药片、含片。

- 尼古丁替代疗法适合大多数人群。

- 尼古丁替代疗法安全、便捷，而且有些尼古丁替代品是非处方药。

相信当您想戒烟时会得到很多人的支持。但是我们经常是在心肌梗死后才有戒烟的念头，可经过一段时间后又开始复吸。所以，您还需要获得一些支持和帮助来保持这份积极的态度，比如和当地的戒烟医疗团队、心脏康复医疗团队、药剂师以及临床护士交谈，让您的家人和朋友都参与进来，并保持积极的态度。

如果您吸烟，那么请不要拖延，现在就戒烟吧！本书将提供相关戒烟的资源，最重要的是认识到现在戒烟还来得及！

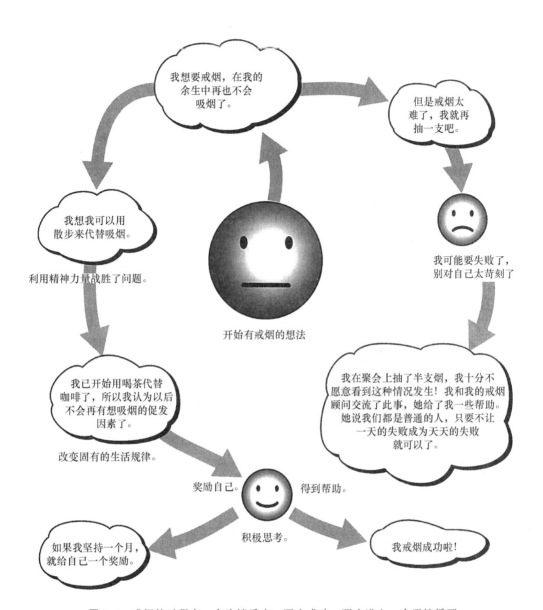

图 3.1　戒烟的过程有一个连锁反应：要么成功，要么进入一个恶性循环

定期锻炼，积极生活

巴里·富兰克林教授曾说过：缺乏体能锻炼是"我们时代的沉默杀手"。

> 锻炼是减轻您心脏压力和紧张的自然良药。

运动可以使人身体健康。科学研究证明了这一点，而且这也显而易见。上几代人不会花时间去慢跑或健身，但是大量的体力活动自然地建立在他们的日常生活中。他们甚至都不会考虑到这些，因为他们有足够的体能活动，而且那个时代也没有交通工具。但是现在随着我们的生活已经在汽车和机器的陪伴和辅助下变得越来越机械化，我们的健康也随着日常生活中体能活动的减少而衰退。

运动习惯

为了使您的身体更健康，您需要在日常生活中养成运动的习惯。以下推荐一些方式可使您在不容思考和计划的情况下进行体能运动：

- 步行或骑自行车去上班。
- 爬楼梯。
- 自己动手洗车。
- 陪孩子在户外玩耍。
- 和家人、朋友一起养成运动的习惯。

近些年，体能运动经常被人们放在生活中的次要位置。对于大多数人来说运动有助于健康的事实并不是什么新鲜事。但是如果您问他们运动如何有助于身体健康，一部分人很难回答出来。您可以试着这样思考：所有年龄段的人都有一个应该保持的最小运动量以保证身心健康。

尽管知道体能运动和锻炼有助于健康，人们还是对此有一些错误的想法。

> 当您老了，就会有更多的理由进行定期运动。所以鼓励您身边年长的家人们多运动，不要因为您过多地给予他们帮助而使他们不能够独立。记住，如果整天坐在椅子上，那么将来您就只适合坐在椅子上！

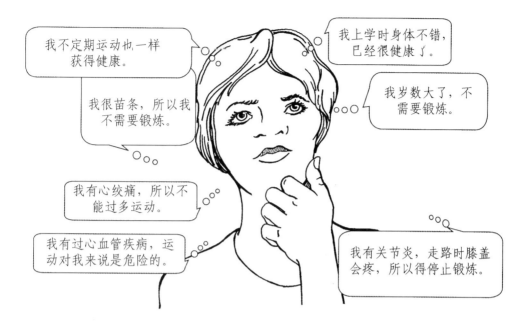

我不定期运动也一样获得健康。

我很苗条，所以我不需要锻炼。

我有心绞痛，所以不能过多运动。

我有过心血管疾病，运动对我来说是危险的。

我上学时身体不错，已经很健康了。

我岁数大了，不需要锻炼。

我有关节炎，走路时膝盖会疼，所以得停止锻炼。

　　这些想法都不符合客观事实。也正是产生了这些错误的理解，人们才有了不锻炼的理由。许多人认为随着他们的年纪增长，体能运动也就不再重要了。"我岁数大了，我的膝盖和背部酸痛，所以我只能坐在这里。"是这样吗？每个人都需要做体能运动使身心保持健康。只是随着年龄的增长，您选择的活动种类、锻炼的强度可能会随之改变。实际上，随着年龄的增长，您有更多的理由来保持运动习惯。表 3.3 展示给我们无论任何年龄保持运动都是有很多益处的。

表 3.3　在不同年龄保持运动的益处

运动对每个人的益处	随着年龄的增长，保持运动的更多益处
定期运动有助于减少：	定期运动有助于减少：
心脏病	记忆减退和痴呆
2 型糖尿病	关节僵硬和肌肉无力
高血压	关节炎引起的活动受限
卒中	摔倒及骨折
癌症	处理简单日常事务带来的心力交瘁
骨质疏松	对他人的依赖
肥胖	居家不外出并脱离社会
焦虑和抑郁	
不明原因的各种疼痛	

患心肌梗死后，当我开始尝试更多运动时，唯一的想法就是让我的心脏恢复健康。我最开始是试着让自己坐的时间越来越少而活动的时间越来越多，做更多的家务，每天去散步，去心脏康复锻炼班。我不敢相信它对我的余生有这么大的帮助。我的关节也不那么僵硬了，我的背部也没有那么疼了，我的体力也基本上跟我的孙子保持一致了，这真让我难以置信，就好像我身体里藏着一个运动的秘密天使，这次终于让我开发出来了。我以前从来没有真正地考虑过运动对于生命的重要性。我过去认为锻炼是年轻人的事情，但现在我知道我错了。

玛丽，83 岁

选择最佳运动方式

您不需要去健身馆进行常规运动，只需通过一些简单的运动就可使身体状况改善，比如坐卧时间不宜过久、尽量选取积极的运动方式。但值得一提的是并非选择难度很大或剧烈的运动才能使您的身体获益。

 对健康有益的两个简单步骤

1. 不要长时间久坐；每个小时站起来活动一下。
2. 尽量选择体能活动的生活方式（详见第 5 章）。

有氧运动

一旦您轻松地完成了对健康有益的锻炼后（详见"对健康有益的两个简单步骤"），您就应考虑进行一些有氧健身运动了。有氧运动使心肺有足够的氧气得以供应，同时给身体带来养精蓄锐的作用。换言之，有氧运动时您的呼吸变得更快并且可锻炼主要的肌肉群。（关于如何实现有氧健身请详见第 5 章。）进行日常活动有助于保护您的心脏，但有氧健身起着更重要的保护作用，它有助于冠心病的康复。

有氧运动的益处

- 降低冠心病的风险
- 预防冠心病的发生
- 促进冠心病的康复

在心血管疾病发作后，能将有氧健身运动进行到底的人群的寿命更长久。并且他们再次患冠心病、卒中或过早死亡的可能性比其他人群降低30%。所以坚持有氧运动会使人幸福、长寿。

有规律的有氧运动可减少、预防和治疗冠心病。在压力来临时，有氧运动可帮助动脉更好地做出反应，也就意味着使动脉血管不再那么容易被损伤和被脂肪斑块堵塞（详见第 1 章）。此外，如果脂肪斑块已形成，有规律的有氧运动可阻止脂肪斑块进一步发展，甚至可将其逆转。

有规律的有氧运动可使您的心脏更强壮、更有效率。它可提高心脏的运输和氧气供应的能力。如果您的心脏变得有效率，那么它每天就不必拼命地工作了。

如果您进行定期运动，那么您的肌肉对氧气的利用率也会增高。这意味着当您锻炼时心肺为肌肉供氧所作的功减少了，这也同样意味着您在日常生活中所做的一切都会变得更容易，您会有更多精力去处理那些简单的事情。

有氧运动有助于锻炼和维持一个良好的心脏血液供应。您的身体很神奇。如果冠状动脉的其中一支开始狭窄，通过定期运动会刺激新的小血管在狭窄的血管周围生长，这就是所谓的侧支循环。

有氧运动有助于使血液不易凝结，它也可增加"好胆固醇"在血液中的含量。"好胆固醇"就是所谓的 HDL-C（高密度脂蛋白胆固醇），它能将血管中多余的血脂运回肝并进一步处理来保护我们的心脏。再者经常锻炼有助于降低血压，因为肌肉功能提高了，那么整个心血管系统也变得更有效率。

锻炼有助于减轻压力，从而也减少了血液中有害的应激激素对动脉壁的损伤、对血压的升高作用、对心率和胆固醇的增加作用，以及使血液更容易凝聚的作用。

有规律的锻炼可燃烧卡路里，从而有助于控制体重，这也同样对降低血压有益。运动还可锻炼肌肉，有助于增加新陈代谢和燃烧脂肪，同时还可保持身材。经常锻炼的人往往腹部周围和主要器官周围的脂肪较少，这样有助于更好地控制血压和血糖水平，从而保护心脏。对于一些经常锻炼但是仍然超重的人群而言，正是由于他们积极的运动健身才得以避免额外的体重给身体带来的副作用。如果您经常锻炼，腹部无赘肉才是对健康真正重要的影响因素，而不是您的体重。所以，不要仅仅用数值作为衡量体重的标准，您应关注腰围，比如看一下衣服是否适合自己的腰围。

经常锻炼可增强您的自尊心和自信心，这可让您更有信心地去改变像戒烟、健康饮食方面的问题。

饮食健康

健康的饮食包括水果和蔬菜、碳水化合物（淀粉类食物如面包、馒头、土豆、谷物）、蛋白质（瘦肉、鱼、乳制品和素食替代品）的均衡。同样健康的饮食是指摄入低饱和脂肪、低糖和低盐的食物（详见第 1 章）。采纳健康的饮食可保护您的心脏，并通过以下方式降低冠心病的风险：

- 降低血压。
- 防止可能会导致心肌梗死和卒中的血液凝块形成。
- 有助于控制糖尿病患者的血糖水平，血糖控制不好的糖尿病会导致血管的损伤。同样也增加发生冠心病、卒中和血液循环不良的风险。
- 增加 HDL-C（高密度脂蛋白胆固醇），也称为"好胆固醇"。高密度脂蛋白胆固醇将血管中多余的血脂运回肝并进一步处理，而不是像"坏胆固醇"那样沉积在动脉中；同时降低 LDL-C（低密度脂蛋白胆固醇），也称为"坏胆固醇"。低密度脂蛋白胆固醇从肝被带到身体的细胞中，随着时间的推移，高水平的低密度脂蛋白胆固醇可以使动脉中的脂肪沉积，并导致冠心病。
- 降低甘油三酯水平。甘油三酯是身体中发现的另一种类型的脂肪，它储存了未被使用的卡路里作为能量。过量的食物和酒精所带来的能量导致甘油三酯的升高。高水平的甘油三酯可导致冠心病风险增加。
- 有助于保持健康的体重和身材。

超重会增加您的心脏以及其他所有身体器官的压力。它还可增加您患其他一些疾病的风险，比如高血压、2 型糖尿病、卒中和某些癌症。如果您超重了，只要减少百分之五的体重，就会改善您的健康状况。

如果您想改善健康状况，那么首先您要考虑的就是体型，因为腹部周围的脂肪（腹型脂肪）比臀部和腿部的脂肪（臀型脂肪）存在更大的健康风险。那些苹果形身材的人易于在身体的中间部位囤积过多的脂肪。梨形身材的人囤积过多的脂肪在臀部和腿上（见图 3.2）。如果您是一个苹果形身材的人，那么对您而言，获得一个均衡的体重和身材才是重中之重。

但请不要过度被这种体形困扰。因为有些人即使他们饮食健康并坚持定期锻炼，可能天生就有小部分脂肪沉积在腹部中间。如果是这种情况，您只要保持健康平衡的生活方式就好，无需过度烦恼。

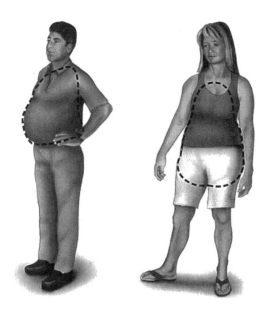

3.2 苹果形身材（左）和梨形身材（右）。苹果形身材的人群患其他疾病的风险稍高

如何密切关注您的体重和身材

1. 测量您的腰围。通过在臀部胯骨的上方到肋骨的最下方的部位来寻找您真实的腰围，往往是处于它们中间的位置。对于大多数人来说腰围是在与肚脐相齐的水平线上测量的。用卷尺直接贴在皮肤上或者是薄的衣服上缠绕腰部一圈，确保测量时卷尺没有收紧皮肤。通过表 3.4 来查看您是否处于健康问题的高风险水平。

2. 请参考图 3.3 依据您的身高自查出相应的体重是否合乎健康标准。

表 3.4 腰围与冠心病风险

腰围	低风险	高风险
女性	94～102 cm（37～40 英寸）	高于 102 cm（高于 40 英寸）
男性	80～88 cm（31.5～34.5 英寸）	高于 88 cm（34.5 英寸）

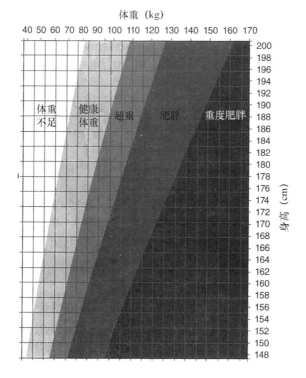

图 3.3　通过健康体重标准表衡量您的体重与身高的配比是否符合健康标准

处理消极情绪和压力

以往药物治疗只针对于生理上的疾病，但是当今的科学家们意识到情感、思想、感觉都会影响着身体的功能。广大人群也都认为积极乐观的心态对于任何疾病的治愈及保持健康的生活状态都是举足轻重的，但这并不意味着您要每时每刻保持积极乐观的心态。偶尔感到伤心、愤怒、恐惧、压力或压抑都是正常的，这时您只需正确对待，并寻求别人的支持和帮助，使自己的身心在恢复的大道上勇往直前，并保持乐观的态度、相信未来是美好的，这些都与您身体的治愈和康复息息相关。

当您感到不安、紧张、恐惧、生气或焦虑的时候，通常是因为消极的情绪刺激体内释放大量压力激素（肾上腺素和皮质醇）。肾上腺素的增高会使心率加快、血压升高、血脂增

> 您不能把身体从思想中分隔出来。因此您需要保持积极乐观的态度，愉悦地度过每一天，控制好自己的情绪有助于身体健康。

高、动脉血管壁产生炎症反应、血液凝结。当您焦虑的时候，肌肉会收缩，呼吸也会变得浅而急促，但这并非是不良或危险的信号。事实上，每个人都会有这种反应，唯一的问题就是可能会使您觉得不舒服。再加上如果您最近患心肌梗死或生活中存在很多令人担忧和焦虑的事，这些消极情绪以及随之产生的高水平肾上腺素会持续很长时间，这样会影响您的康复和以后的身体健康状况。

不良的消极情绪和压力处理不当会反作用于我们的行为，所以我们经常可看到那些担忧、愤怒、紧张、满腹压力的人寻求他们所谓的能让自己轻松舒适的行为，比如吸烟、进食高热量的食物、饮酒或郁郁寡欢。因此，为了心脏和身体的健康，请尝试克制这些压抑的消极情绪，有规律地安排一些有助于使自己放松的事情。

> 面对现实，思想积极，经常做一些使自己放松的事情。鼓励自己坚持健康的生活方式。

表 3.5 列举了很多患心血管疾病的人群常见的消极和积极的想法，以及他们的感受。请仔细阅读，您会发现消极的情绪一直在您的潜意识中。而当您不安、紧张、害怕、焦躁的时候，这些消极情绪会叠加进而形成一种恶性循环：消极的情绪使肾上腺素增多，进而消极情绪加剧，肾上腺素也随之进一步增多。

请尝试留意您的消极情绪，并试图将注意力转移到一些乐观的事情中，从而不再产生肾上腺素，这样就可帮助自己康复并拥有一个健康的未来。请参照表 3.5 中"积极的想法"以保持每日积极乐观的态度，并安排时间做一些有助于放松的事情（见第 7 章）。

请您面对现实，时刻保持积极乐观，将脑海中焦虑不安的情绪清除出去，并尝试用下面的方式整理一下您的思绪：

- 您有很多消极情绪吗？
- 您确定关于健康和未来的想法正确吗？
- 您有没有尚未解答的问题？
- 您是否需要找一个医学专家来讨论一下自己关于健康的想法和疑问？这样您就能更清楚地理解健康的意义并勇往直前地度过健康快乐的未来。

本章介绍了能引起冠心病的一些不健康的生活方式，其中大部分信息值得您好好思量，也许开始可能会使您有些不知所措。但是，接下来的章节会提供一些可以让您丰富知识并建立自信心的办法，这样您就可以选择适当的健康生活方式并进一步实现它。

表 3.5   康复过程中来自于您的想法的挑战与转变

消极的想法		积极的想法
我再也不能和以前一样了，我的整个人生都结束了。	→→→	大多数人在心肌梗死后都有一个完整的治疗周期，我正在逐步恢复健康。
我的心脏很脆弱。	→→→	我的心脏拥有全身最强壮的肌肉，它太神奇了，能够自愈。
我好累啊，我的心脏肯定是承受不了了。	→→→	在心肌梗死后一段时间内感觉到累是正常的现象。
有时候觉得特别累，一定是我的心脏出了问题。	→→→	每个人都会有几天觉得疲乏，这并不是因为我的心脏，这很正常。
如果我太拼命工作，心肌梗死一定会发作。	→→→	一般强度的工作不会引起心肌梗死。
我以后都不能再工作了。	→→→	大多数人在心肌梗死后还可回归工作。
我感觉有点喘不过气来，最好还是休息一下，我太虚弱了。	→→→	有时锻炼使人呼吸加快、流汗，我的身体很强壮。
我已经没有机会戒烟了。	→→→	我总有一天会成功。
我觉得心脏在颤抖，心肌梗死要发作了。	→→→	心脏颤抖持续几分钟很正常，通常是因为肌肉的收缩。
我感觉今天的锻炼太难了，肯定是我的心脏出了问题。	→→→	我们都会在某几天觉得锻炼是特别辛苦的事情，但是过几天就会觉得容易多了，这很正常。

4

调控运动量

　　发生心血管事件后，当人们开始运动康复时，在脑海中都会思考这样一些问题"我如何才能得知运动是否过量了？"然后在经过几个月的心脏康复治疗后，他们又都想知道"在运动的过程中如何掌握运动是否足量？"。

　　身体承受运动量的本身感受就是判断是否过量的最佳裁判员。锻炼时身体的感知就可以代表运动强度；换句话说，它提示着您锻炼时的身体工作强度。为了充分发挥运动对心脏的

> 花一些时间学习如何倾听自己的身体。

益处，您需要采取适当的运动强度。适当的运动强度指您需要以使身体舒适且获益的运动方式每周定时定量完成指定项目。因此要想掌握适当的运动强度需要倾听来自身体发出的信号。如果您觉得运动后疲劳，就说明身体发出的信号显示运动强度过高。那些急于求成、高标准且急躁的人通常觉得倾听自己的身体很困难。而那些容易焦虑、担忧的人对于身体的感受则更为敏感。因此，学会倾听自己的身体是非常重要的。本章将详细介绍相关技巧。

运动带来的健康感受

　　您已知道掌握适当的运动强度最好的方法便是倾听自己的身体，如果还能感

受到运动给我们带来的健康感受那就再好不过了。这种感觉通常是当您在运动中，会感受到身体温暖、深呼吸且肌肉在活动。

人们往往对运动带给身体的感觉存在着少许误解，本章接下来就针对一些错误的想法进行讨论。

- **如果我感觉疲劳，就说明我运动过量了。** 实际上，肌肉疲劳是正常且有益的。如果在运动时感觉肌肉疲劳，那么您的肌肉将变得强壮，而且您的日常活动也会觉得轻松自如。但如果您在锻炼后的第三天肌肉仍疼痛且有疲劳感，就说明运动过了。

- **没有付出就没有回报。我已经完全筋疲力尽了，说明我的运动已足量。** 一个人运动强度太大或太激进，会导致身体受伤或过度消耗。

- **我需要汗流浃背才能从运动中受益。** 流汗可使身体平静下来，它是一个健康的表现，但是大量流汗并不意味着您能够从运动中获益。流汗可有很多因素：一，当您处于健康状态时，通过运动很容易出汗。二，在炎热或潮湿的天气里，如果您体内含有过多的脂肪或身体不佳时（身体不佳时不建议从事运动），也容易出汗。所以请不要把注意力都集中在流多少汗上，只需时刻记得在运动时要多喝水以补充流失的液体。

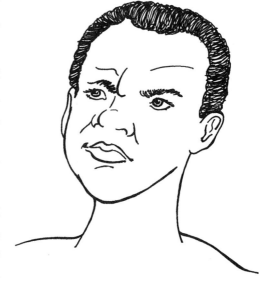

- **我讨厌这项运动，但是运动对我身体有益。** 如果您不喜欢目前的运动形式，那么很可能就不愿意将精力投入于此。如果您想提高运动的频率，那么请选择一种富有挑战性且惬意的娱乐运动形式。

留意身体发出的信号

本书将介绍一种好的方法来帮您调节并监控运动中的运动量及强度，即运动量表（请参考表 4.1 及附录 E）。请在阅读此章节时将此运动量表复制或剪切下来以供参考。这个运动量表非常实用，它在心脏康复计划中被广泛应用。您在运动时根据这个运动量表来调整将更为独立、安全、有效。而且这个运动量表不仅只针对于运动项目，还涵盖其他日常身体活动，如园艺、洗车、做家务或爬楼梯。

表 4.1 运动量表——留意身体发出的信号

运动量		肌肉及呼吸的变化	语言测试
0	完全放松	放松呼吸，肌肉放松	运动时可唱歌、吹口哨
1	最小运动量	正常呼吸，无肌肉牵拉	
2	非常轻微的运动量	刚刚意识到深呼吸，轻微肌肉牵拉	
3	稍轻微运动量		
4	轻微运动量	深呼吸，肌肉轻度牵拉	运动时可正常交谈
5	中度运动量	呼吸加深、明显肌肉牵拉，但程度适中，可继续运动	
6	稍费力运动量		
7	费力运动量	呼吸明显加深，肌肉进一步牵拉，自我感觉将要减慢速度	运动时很难成句交谈，气喘吁吁
8	非常费力运动量		
9	特别费力运动量	所经历过最艰难的运动；肌肉及呼吸均达到较高限度	
10	最大运动量	可接受的最大运动量；大多数人无法承受	

应用这个运动量表之前，您必须清楚地了解常规运动时身体的感知和运动强度：

- **呼吸深度及速度**——询问自己"我自己呼吸是否费力或气喘吁吁还是运动时能够正常讲话？"
- **肌肉的感知**——询问自己"我的肌肉是否感觉疼痛或牵拉？这种疼痛或牵拉能否带来身体的疲劳感？能感觉到自己正在运动吗？有舒适的感觉吗？"
- **体温**——运动时您常常会感到温暖，但一些人比正常人容易出汗，这取决于自身体质和环境。

了解运动强度

在应用运动量表之前请首先确定自身呼吸及肌肉的感知，然后查阅表格找到对应最适合的描述，就会很清楚地找到与表格相对应的数字。

例如，艾伦进行自行车运动。他说"在运动时，我感到特别舒服。我呼吸有些费力但是说话清晰流利。我的肌肉有少许牵拉但仍可继续运动。虽然天冷但我觉得温暖，所以只是少量出汗。我感觉棒极了，乐在其中。这种感觉大概是运动量6。"因此艾伦正以适中的强度在恢复健康，而且这种强度对于任何人都是再安全不过的了。

吉姆在健身房运动。他说"我呼吸费力但是没有气喘吁吁，我的肌肉感受到疲劳感但很舒服，而且我很开心。我觉得这项运动是中等强度，相当于运动量5。"吉姆选择有氧运动来帮助保持心脏健康。

安妮采取步行运动。她说"我不觉得呼吸费力，而且肌肉在轻微牵拉。我觉得这项运动强度相当于运动量2。"那么安妮的运动强度因太低而不能起到任何的运动效果，她需通过加快步伐或爬山增加运动量。

玛格丽特参加运动课程。她说"我感到筋疲力尽，气喘吁吁甚至无法成句说话。我觉得这种运动吃力且乏味，我需要休息。这种运动强度相当于运动量8。"要是这样的话玛格丽特需要放慢速度，否则强度训练将损害身体，再者这项运动对她而言没有丝毫乐趣，所以建议她取消运动课程。

❤ 寻找适中的运动强度

当您运动时，请思考如何找到适合自己的运动强度，并试图自问以下问题
- 在运动中肌肉应感知多大的牵拉力？是否尽力运动时还觉得舒适？
- 是否在运动过程中还能保持语气平稳的交谈？
- 是否乐在其中？

当您运动的时候，请牢记这个运动量表并留意身体发出的各种信号。时刻思考该运动强度是否适合您。我们都知道运动使人健康，通过运动我们的身体会感到温暖，呼吸更加深长但可成可说话，肌肉在运动时保持牵拉但无疼痛感。换句话说，您应觉得既有挑战，又有乐趣，最重要的是乐在其中。

5

如何成为一个积极活动
而健康的人

　　现在您应该了解到无论年龄大小或有无既往病史，积极活动给我们整个身体带来很大益处，并且它也是每个人日常生活的一部分。所以鼓励您的家人和朋友积极活动，这对健康有利，同时与家人和朋友一起参与运动，会使我们更容易坚持下去。相信现在您已经理解了为什么要积极活动以及在发生心血管疾病后身心发生的改变。那么下一步您需要了解如何成为一个积极活动而健康的人。媒体上关于运动方面的信息过于繁杂，也许有许多人已经告诉您应该采取何种行动，这往往使您眼花缭乱，而最终您选择暂时推迟这件事。为了让您的思路更清晰化，本章为您提供一个金字塔图表（图5.1），请详见并遵循金字塔中的三个步骤。

　　有些人身体状况不佳或身体受限，经常会觉得很难达到金字塔所提到的三个步骤。事实上，哪怕提高少许活动水平都能改善您的耐力、力量、灵活性和平衡性，而这些改善都对您的身体有益无害。开始的时候，您只要尽可能地"少坐多运动"。而到最后如果您的活动量能超过活动金字塔的三个步骤，那就太棒了。请记住您做的越多，收获就越大。

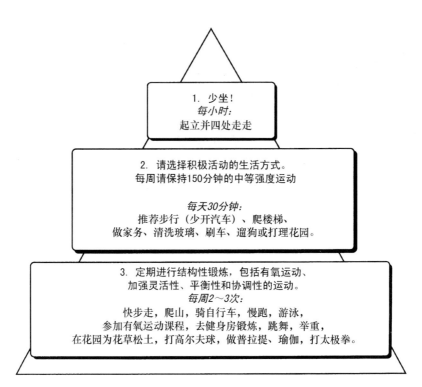

1. 少坐！
每小时:
起立并四处走走

2. 请选择积极活动的生活方式。
每周请保持150分钟的中等强度运动

每天30分钟:
推荐步行（少开汽车）、爬楼梯、
做家务、清洗玻璃、刷车、遛狗或打理花园。

3. 定期进行结构性锻炼，包括有氧运动、
加强灵活性、平衡性和协调性的运动。
每周2～3次:
快步走，爬山，骑自行车，慢跑，游泳，
参加有氧运动课程，去健身房锻炼，跳舞，举重，
在花园为花草松土，打高尔夫球，做普拉提、瑜伽，打太极拳。

图 5.1   活动金字塔

少坐

大家可能已经看到金字塔的最顶层鼓励我们要少坐。许多人每天久坐不动（坐卧）的时间超过 7 个小时（不含睡眠时间）。这项数据对于老年人来说更糟糕，许多老年人每天坐卧的时间超过 11 个小时。一般来说，久坐不动的时间随年龄的增长而增长。您坐着的时间越长，对健康就越不利。换句话说，如果您将大量的时间都用在坐卧上，那么就容易患上心脏病、糖尿病、肥胖以及癌症，相应也就因此缩短了预期寿命。英国和美国研究统计许多人经常保持坐卧 4～5 个小时看电视、用电脑、开车、打电话、读书或听音乐。为了打破这种行为模式，请提醒自己时刻保持运动的意念，站起来四处走走或爬楼梯均可。总而言之，就是多活动。

长期坐卧对健康不利。建议少坐，每小时站立并四处走动。

原来我爱吃巧克力，但是医生告诉我一天只能吃一块，有人告诉我把 2 块巧克力的量作为上限。所以我在考虑是否也可以把坐卧 1 小时作为上限呢？

乔治，72 岁

尽管这位患者的陈述有点滑稽，但回答实际上是正确的。花费大量时间坐卧不仅对我们的健康有害，而且还会缩短我们的寿命。因此我们要避免过度久坐，提倡起身并四处活动。

为了改掉久坐的习惯，您需要制定一个少坐多运动的计划。当您经常坐卧 1 小时以上，需要想办法打破这种模式，请参考如下建议：

- 当您看电视时，可在广告时间或每档节目结束时站起身来活动。您可走到厨房接一杯水或洗几个盘子。
- 请在您的电脑上放一个颜色鲜艳的贴纸或设置一个闹钟用来提醒您每小时抽出若干分钟起身活动。
- 当您开车远行时，需要将车停在安全的地方或道路上，然后绕着车走五次。
- 当您乘火车时请选择站立若干站，以避免全程保持久坐。
- 当你乘飞机出行时，在安全范围允许的情况下，您可以考虑每隔 1 小时来回在机舱内行走一下。

现在制订您的计划，将您的想法写下来并粘贴在电视、电脑、冰箱或者贴士板上，这可能看似很滑稽，但这些视觉提醒真的有效果。所以建

记住小改变创造大不同。

议您马上行动，把这些分享给支持您的家人或朋友，让他们一起来见证您的行动。当和所爱的人互相支持的时候，保持身体健康的理念就变得更加有趣了。

选择积极活动的生活方式

金字塔图表的第二层是鼓励您将家务活动融入到日常生活中，其目的是改善您的健康状态。就像我们在第 3 章所提及的那样，过去人们承担着繁忙的工作，再者汽车不是很盛行，人们不必有意识地思考如何积极活动。他们只需要把这作

为生活中的一部分。但是，在现代社会，您必须选择一种更加积极活动的生活方式。

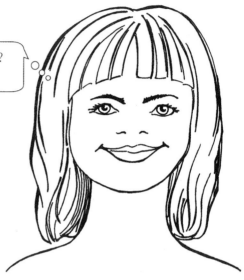

您是否已经坐着阅读本书超过1个小时？站起来活动一下。

拥有积极活动的生活就意味着您患心脏病、糖尿病、高血压、卒中、癌症、骨质疏松症、肥胖、焦虑、抑郁以及无病因性疼痛的概率更小。如果您在相应的年龄段中保养得很好，那么就不太可能患记忆丧失和老年痴呆症、关节僵硬、肌肉无力、跌倒骨折、关节炎这些疾病。同样，您也不太可能养成依赖别人的习惯以及觉得与社会隔绝，从而可以很轻松地面对生活中的方方面面。

轻松快乐的一天从运动开始

- 每周至少积累 150 分钟（即 2.5 小时）的中等强度活动。您可考虑每天坚持 30 分钟运动。
- 每次至少做 10 分钟运动。
- 温馨提示：如果每周运动量超过 150 分钟，那是再好不过的了。

您不必有思想负担：想着一次性就完成所有的活动，如果是这样的话，似乎对您而言是巨大的挑战，甚至难以逾越。所以请尝试逐步实现它。例如：您的目标是爬 15 层楼梯，您可以一天 4 次累积爬 15 层。这样在 1 个月内您将能够爬上心目中的"珠穆朗玛峰"。

在我患心肌梗死之后，我开始将更多的时间投入到园艺事业中。至今，我已经是一名园丁俱乐部成员，并且我还赢得了许多园丁奖项，我特别喜欢园艺。

艾克，55 岁

您可以逐步建立一整天的活动计划来将以往的坏习惯通通去除。请参考以下的这些描述，思考一下这些对您来说熟悉吗？

- 我计划每天都步行去报刊亭，但是天气不好时我没有去，从此我再也没去过。我已习惯了开车去。
- 我过去常常在午餐时与朋友散步，但他换工作后我就放弃了散步这个念头。
- 我住在 1 楼时常常会爬几层楼梯，但现在我住在 10 楼就开始乘电梯了。
- 我过去常常步行或骑自行车上班，但现在我们搬家了，所以开车去上班，把车停在家后面的停车场。
- 过去我常常做家务，但自从患心肌梗死后，我女儿开始承担起家务。现在我认为我可以做，但缺乏信心，况且我喜欢看女儿在我身边忙碌的情景。
- 过去我常常坐公交车去市里购物，但自从心脏旁路移植（搭桥）后，我开始打车。我认为自己可以继续坐公交车，但我并不确定。
- 过去我常常去公园遛狗，但现在我只是在公园的一角休息，让狗在周围闲逛。

表 5.1 展示了一个关于一天活动的例子。表格中列举的项目看似很多，但您可从某几种活动开始，逐步做更多活动，请注意这些活动贯穿一整天。

表 5.1 积极活动的一天

上午 9 点	遛狗 10 分钟
上午 10 点 30 分	做家务、散步半小时
中午 12 点	坐公共汽车出行，提前 2 站下车步行到达目的地
中午 12 点 30 分	购物时，在商店里上下走 2 段楼梯
下午 2 点	乘公共汽车返回，提前 2 站下车走回来
下午 3 点	再散步 20 分钟
晚上 8 点	去散步 10 分钟

一旦您选择度过这种积极活动的日子，下列陈述对您而言就再熟悉不过了。

- 如果我计划要步行一段时间，那么我能保证肯定在这段时间内不乘车。我竟然在 10 分钟能走这么远，这太让我惊讶了。
- 我女儿陪我坐了几次公交车，现在我可以自己乘坐了。我觉得我又恢复回以前了。朋友和我打算星期五坐公交车去公园游玩，我迫不及待了！
- 我每周至少两次去不同的地方散步。我很喜欢这种运动，我想我会坚持下去。
- 我总是试图爬楼梯，除非情况不允许，我才乘电梯。
- 我在午休时习惯散步 10 分钟，我很喜欢这种平静的感觉。当我返回到工作中，我感到放松并充满活力。
- 我乘火车去工作，值得庆幸的是来回路途两端有 20 分钟的步行路程，这让我整天都充满能量，而且回家后感觉精神饱满。
- 我把车停在距工作单位步行需 10 分钟的路途上。
- 我总是尝试提前一站下车，保持每天步行 10 分钟的习惯。
- 我现在承担所有的家务，因为我女儿已不再为我打扫了，取而代之的是她用做家务的时间陪我散步。
- 我自己动手洗车，我实际上洗得比洗车店更干净。
- 我自己擦窗户。
- 我不能做任何重的园艺劳动，但是我做力所能及的劳动并享受这种感受。

现在请根据实际情况列出您每天计划要进行的活动清单，活动时间最好每次在 30 分钟以上，这样便于您开始并集中注意力在该活动上。您可以把它打印出来，放在家里醒目的地方，有条件时请寻求一些支持，如果您有孩子或孙子，请让他们签字，因为他们是您必不可少的激励者，所以请让他们加入到您的计划中。如果他们感兴趣，他们也可制作自己的清单，鼓励他们的行动吧，这太有趣了！

定期进行结构性锻炼

金字塔图表的底层鼓励您进行结构性锻炼，从而保持身体健康。人们在患心脏病后，大多数会问这样一个问题，结构性锻炼最好的运动形式都有哪些，以及具体的实施步骤是什么？答案是为了安全，我们应循序渐进，并从中发现乐趣。

循序渐进

如果您第一次参加这样的锻炼活动或是您已有一段时间没有锻炼，现在打算重新开始这些锻炼活动，应循序渐进开展运动。初始，您可选择比较轻松的活动，例如散步。然后您可将更多活动加入到日常生活中，从进行较短时间的10～15 分钟的结构性锻炼直到较长时间的结构性锻炼。一旦您准备开始结构性练习课程，请循序渐进，欲速则不达，同时不要使自己过于辛苦，在整个过程中留意自己的感受（见第 4 章）。

保证安全

当心肌梗死后，运动的安全可靠性是重中之重。请详见以下内容：

- 运动前请做些热身运动，运动中请保持节奏缓慢，结束时请做些使身体放松的运动。
- 不要空腹锻炼，建议在运动前 1 小时进食（清淡为宜）。
- 不提倡饱腹运动，等身体消化食物后，才能开始锻炼。温馨提示：就餐后（饮食清淡）1 小时或丰盛的大餐 2 小时后适宜运动。
- 运动中适当饮水以保持水分平衡。
- 如果您身体某部位发生感染或正在服用抗生素，这段期间请不要运动。因为这段时间您的身体正在与它们抗衡。如果进行过多的锻炼，身体将会难以抵抗它们。当然，如果您觉得身体状态足够应付它们，也可以试着散步来获得新鲜空气。（如果有些人需要长期服用抗生素，请与医生、心脏康复专业人员等相关人士联系并寻求建议。）
- 不要过量饮酒（男性超过 3～4 饮酒单位，女性超过 2～3 饮酒单位）后运动；在这种情况下运动，您的身体将更辛苦地工作，因为它还要与酒精做斗争。如果您饮酒过量，出去散步比较适宜。
- 当您休息后，可再次锻炼。如果您感到身体不佳，请不要勉强自己，选择一些像散步这样轻松或舒适的运动。
- 时刻关注天气情况。如果在户外运动（比如散步、爬山、骑自行车）遇到极端天气（炎热、寒冷或狂风）情况下，您的身体将承受比正常天气情况下更多、更辛苦的工作。建议在这种天气下运动时，路程不要过远，也不要过于辛苦，在运动前给自己充足的热身时间，运动后留出足够时间平静下来。

- 如果您患心肌梗死或心绞痛，请随身携带硝酸甘油喷雾或药片。即使您已有若干年没有服用这些药，也要确保随身携带。因为您不能确定何时需要它，千万不要等需要硝酸甘油喷雾或药片时再回家取。
- 如果您喜欢自己单独锻炼，那么请告诉您的家人或朋友您在何处锻炼以及何时归来。

> 当您出去的时候，会很容易忘记携带小样物品，比如药品。建议在出门前准备好要带的东西，以确保安全：请将硝酸甘油喷雾或药片放在每个包或大衣口袋里，可随时服用，以免需要时再回家取。

均衡运动，快乐无限

一项健康均衡的运动项目需每周进行 2～3 次，目的是有氧健身，增强力量、灵活性、平衡性与协调性。均衡各种运动类型可在许多方面使您受益。详见下面提供的运动类型及益处：

- 有氧健身班练习、健身房健身、爬山可以实现有氧健身，增强身体的力量、平衡性与协调性。
- 打太极拳、做瑜伽和普拉提有助于增强身体的灵活性、平衡性与协调性。

当然自己计划一个均衡运动项目对您来说似乎有些困难。接下来我们将详细探讨如何实现这个均衡运动计划。

有氧运动

有氧运动可以增强身体的耐力，还能使心脏和肺利用更多的氧气。有氧运动指在足够的时间内进行连续性肌肉群的有节奏运动，您的心脏将会是有氧运动的最大赢家。表 5.2 列举了其他益处。

表 5.2　有氧运动

定期有氧运动的益处	有氧运动的类型
• 增强心脏力量 • 提高"好胆固醇"（高密度脂蛋白胆固醇）水平 • 有助于降低血压和心率（这样您的心脏就不会太劳累） • 使血液不易凝结 • 有助于清除堵塞的动脉，使动脉更能抵抗压力，促进侧支循环 • 有助于减小腰围和腹部脂肪 • 有助于减肥 • 有助于减少患糖尿病的风险 • 有助于控制糖尿病 • 让您感觉良好 • 减少压力和紧张，帮助您放松 • 有助于改善焦虑和抑郁 • 有助于保持您的肌肉和骨骼强壮 • 提高您的自信心 • 保持您的关节活动 • 有助于防止疾病（癌症、卒中、老年痴呆症） • 增加预期寿命	• 快走、爬山、漫步 • 跳舞，例如苏格兰乡村舞、交际舞、广场舞 • 骑自行车 • 游泳 • 应用有氧健身器材，例如跑步机、划船机、运动自行车 • 参加有氧运动课程 • 爬楼梯

关于糖尿病

- 患冠心病同时患有糖尿病的人群比只患冠心病的人病情更严重。因此，我们首先要控制影响冠心病的不良因素如吸烟、饮食、运动、胆固醇、血压以及压力。
- 身体活动可有效控制血糖水平，并能改进身体对胰岛素的利用。
- 身体活动是预防和控制 2 型糖尿病的关键因素。
- 身体活动和适当的减肥可降低 58％患 2 型糖尿病的风险。
- 如果您患糖尿病，开始运动前请咨询有关医生或相关人士的建议。

更多信息和帮助请登陆 www.diabetes.org.ok

进行有氧运动必须符合适中原则：注意频率、强度、时间和类型。再者，如果您对运动充满激情，且有坚持到底的信念，请把乐趣也融入其中。一旦您将乐趣融入运动中，这就是很完美的适中原则，详情请见表 5.3。

表 5.3　适中原则

原则	解释
频率——多少次？	每周至少进行两次有氧运动
强度——多强？	运动使您呼吸加深，并且通过运动全身会感到温暖。同时您的肌肉也会有紧缩感，但毫无筋疲力尽的感觉
时间——多久？	每部分应持续 45 分钟到 1 小时，其中包括： ①15 分钟热身运动； ②20～35 分钟的负荷运动，运动量应设置为 4～6 级（运动量的选择请见第 4 章；备注：随着身体状况好转可适当增加运动时间）； ③10 分钟身体放松
类型——运动的种类？	尝试快步走、骑自行车、游泳、健身项目、参加有氧运动课程或跳舞
兴趣——让我们永葆激情的秘诀	这项运动一定充满乐趣

　　进行有氧运动的最佳频率为每周 2～3 次，充足的有氧运动可为心脏和身体保驾护航。本书第 4 章主要探讨运动强度及运动带给我们的感受。表 5.2 列出了各种有氧运动的类型。

　　接下来我们将探讨如何将有氧运动进行到底？您或许已注意到表 5.2 不包含像高尔夫球、保龄球这样的运动项目。虽然高尔夫球、保龄球是极好的运动，但它们不属于连续的有氧运动。如果您喜欢的运动项目是不连续的有氧运动，那么请参考表 5.2 将这些运动替换成适宜的有氧运动，从而使您的心脏受益更多。

　　上文提到时间是适中原则的一个必要方面，逐渐增加（热身）及逐渐降低（身体放松）心率和血压从而减少心脏负荷，对于安全运动是非常重要的。当您运动时，心脏需要更多富氧的血液，这些血液同时也需要花费一些时间流向心脏。上述过程对于随着我们年龄增长，以及患有冠心病的人而言更加重要。如果您的热身时间过于匆忙，会增加患心绞痛的风险。如果运动突然中止，且您选择的运动项目过于激烈，则发生不规则心跳的风险会加大。如果您运动后没留出足够的时间让身体恢复平静，血压很可能有发生骤降的风险，这会导致您轻微头痛，而且您的肌肉、肌腱、韧带和关节也需时间来热身和放

　　慢慢开始，慢慢结束，可保证安全。

松，所以逐渐让它们停止运动，这样它们就不会出现僵硬的感觉。一个安全有效的热身需要 15 分钟，身体放松需要 10 分钟。

增力运动

为了让您的心脏保持健康，增力训练需要在有氧运动的基础上进行。

定期进行增力运动会给我们的身体带来很大益处，我们也可采用不同方式进行运动（详见表 5.4）。

40 岁以后，人类的自然发展是失去肌肉体积。随着人们岁数的增长，他们经常会抱怨平衡力每况愈下，随之他们会因此感到摇摆不定，没有安全感，从而缺乏自信心和独立性。正常情况下，如果肌肉感到软弱无力，平衡力也会受到影响。因此，随年龄增长，增力运动对于人们增强自信心、保持独立性至关重要。

多年来，患心脏病的人群都被劝告要远离增力运动。然而如果增力运动适中且得当，它完全有益且安全，但您需从专业医疗部门得到中肯的建议。

表 5.4　增力运动

增力运动的益处	增力运动的类型
• 有助于保持肌肉和骨骼强壮 • 当您做日常工作的时候（比如搬运杂货或抬重物），心率、血压会降低，从而减轻心脏负荷 • 提高您的新陈代谢速度，从而让您更加苗条 • 强壮的肌肉能够燃烧更多的卡路里，有助于减少身体的脂肪 • 增强我们的体力和耐力。如果您强健有力，那么您处理日常生活中的方方面面将会游刃有余；相反，如果您虚弱无力，那么任何事情对您而言都是难题 • 帮助身体达到平衡	• 爬楼梯 • 爬山 • 太极拳 • 普拉提 • 瑜伽 • 举重（举哑铃或杠铃、下蹲、仰卧起坐、俯卧撑）

当您开始进行增力运动时，参考以下安全可靠的规则：

- 不要屏住呼吸，缓慢开启运动模式，调整呼吸，尽量保持放松。
- 如果您选择举重运动，那么举起重物时请呼气，反之放下重物时请吸气。
- 调整最佳姿势，收腹并且站直。

> 随着年龄的增长，体内的肌肉也会随之消失，因此，增力运动对于老年人更言更为重要。

- 不要使您的关节收缩，请完全舒展您的关节并保持轻微弯曲。
- 请缓慢而平稳地举起或放下重物。如果您移动太快并同时伴有急动作，可能会导致损伤，同时也意味着您将不能从该运动中获益。

在您开始增力运动前，请咨询相关心脏康复专业人员并获取有效建议。

 ## 如何增强肌力？

建议增力运动每周至少进行 2 天，在运动前后请留出热身和放松时间。该运动涉及我们人体的主要肌肉群，包括：腿、臀部、胸部、腹部、肩部和上肢（包括提踵、深蹲、弓步、手臂弯曲、扩展肱三头肌、压肩、胸部按压、下拉、仰卧起坐和扩展下背部等活动）。对于增力运动，没有固定的持续周期，但如果肌肉感到疲劳，就需要休息。例如：当您举哑铃或杠铃时，请遵循如下原则：

- 每阶段包括 8～10 个不同项目的训练。
- 在进行 8～12 个关于重量的重复运动中，进行到后几项时，您会感到越来越困难。直到进行最后一个运动时，你会有想休息的欲望。

提高灵活性的运动

提高灵活性的运动同样对您的健康有益，为了保持心脏健康，请将其加入到常规有氧运动中。

会使身体更富有灵活性的常规的运动项目具有很多益处，我们可以采取很多种运动形式，请参考表 5.5。

表 5.5　提高灵活性的运动

提高灵活性运动的益处	提高灵活性运动的类型
<ul><li>维持关节活动度，有助于减少患关节炎的概率。</li><li>使关节与肌肉有效活动从而减少疼痛感。</li><li>减少肌肉劳损与受伤的可能。</li></ul>	<ul><li>瑜伽</li><li>太极</li><li>普拉提</li><li>建议进行特殊的拉伸运动；保持每次伸展但不跳跃的运动 10～30 秒。您会感受到轻微不适，但不疼痛的感觉</li></ul>

提高平衡性与协调性的运动

提高平衡性与协调性的运动有助于使您保持健康的体魄，特别随年龄增长这一点尤为重要。

有许多方式可提高您的平衡性与协调性，本章还将介绍如果您定期进行这种运动会产生何种益处及原因。表 5.6 列出了提高平衡性与协调性的多种运动方式。

表 5.6　提高平衡性与协调性的运动

提高平衡性与协调性运动的益处	提高平衡性与协调性运动的方式
● 可避免摔倒、骨折或对生活丧失信心 ● 可自由移动并给您带来信心	● 太极 ● 瑜伽 ● 步行 ● 健身班 ● 特定平衡运动方案

如果平衡性对您是障碍，请咨询相关医生和物理治疗师有关提高平衡性与协调性的方法，特别是那些经常摔倒或存在摔倒风险的人群。

将各类运动融合

现在您需要制订计划，检验一下您能否保证每周 2～3 次的均衡运动来实现有氧健身、增强力量、提高灵活性与平衡性。下面是一些例子帮助您思考和计划：

例子 1

想法：我喜爱健身，健身对心脏有益。人到中年我想适当减肥，从而使自己的内心变得和以前一样强大。过去我喜爱游泳，所以定期游泳，当时感觉特别棒。此外，我的朋友也想减肥，所以定期去健身馆健身。我还喜欢与家人一起锻炼身体。

计划：和朋友每周去一次健身房，每周游泳一次，与家人周末散步或骑自行车。我打算从这周开始去健身房健身，我已给朋友打电话确认好去健身房的时间了。下周开始我将把游泳融入我的计划中。值得庆幸的是，现在我和朋友已开始步行运动了，今晚我将和家人一起谈谈散步计划。

例子 2

想法：我的工作忙碌而紧张，但我想拥有一个健康的体魄和强健的心脏，这样就能使我的血压下降。我想给我的孩子们做一个好榜样。

计划：我每周一次骑自行车去工作（如果可以的话，我想增加骑自行车的次数）。我还想在当地报名参加一个太极班。这样在上班前我还能打太极拳，但如果遇到恶劣天气或加班，我只能错过这个锻炼了。我将在下周开始这项运动，值得庆幸的是，我的朋友也想参与进来，我们已约好时间。并且我还能和朋友一起参加舞蹈班，我现在就联系她。

您有什么想法和计划呢？

思考： 您认为自己会喜欢什么运动？有多长时间可以进行运动？在过去的几年里，您参与过何种运动？您身边有经常运动的朋友或家人吗？您能加入他们吗？

计划： 请将计划记录下来并计划好时间，告诉您的家人和朋友。温馨提示：不要选择很多的运动，每次增加一项运动项目到您的常规计划中就好。

记下您的清单，将它贴在能随时看到的地方。您还需要得到其他人的支持，让他们也参与进来。当然，他们也可以制作自己的清单，鼓励他们运动，并从中获取快乐。如果您觉得某段时间适合自己一个人运动，那么请自行运动。

创建一个积极活动而健康的生活

相信现在您已理解了金字塔图表中提到的三种保持健康体魄的方法，现在请将这种思想融入到日常生活中去。有时人们错误地认为只要进行足够的活动和锻炼就能保持身体健康，但是他们通常只选择图表中的一项进行锻炼，详见以下实例，然后请坦诚地回答：您也是这类人群中的一员吗？

人物 1

我每周 5 天去健身房健身，但在工作中使用电梯，并且我整天坐在办公桌前，甚至午餐我都在办公桌前解决。

虽然此人进行常规结构性锻炼，但他长时间久坐对身体有害无益。所以建议他杜绝久坐并在工作期间多运动（例如利用午休时间散步、爬楼梯、每小时有意识起身活动）。

人物 2a

我一整天都在活动；我照顾我的孙子们、做家务。此外，我还步行去火车站或花园。但我不进行结构性锻炼。我过去喜欢跳舞和游泳，但现在我的"时间"都去哪里了呢？

人物 2b

我白天上班很活跃，也保持正常的运动，但不进行结构性锻炼。我过去喜欢骑自行车和散步。现在我骑自行车和散步的时间哪里去了呢？

这些人虽然生活中积极活动，但是他们都需要进行结构性锻炼，这样才能使心脏获益。

人物 3

我很忙碌——这也是积极活动的表现。我四处开车、阅读、利用电脑工作。仔细想想，我大部分时间都在久坐。

虽然此人很忙碌，但她几乎不从事体力活动。忙碌并不意味着活动，当然就更不用说身体健康了。因此她缺乏活动，从而影响其健康。她需要把活动融入到日常生活中，她可以每天积累 30 分钟进行活动，然后再考虑将喜欢的结构性锻炼项目融入其中。

表 5.7 列举了完成金字塔图表三类活动的人们的具体运动信息。

开始时，尝试从附录 E 的运动方案中选择一个，然后创建属于自己的活动计划。

表 5.7　均衡、结构性运动方案在一周的完成实例

	尽量少坐	积极活动的生活	均衡、结构性运动
艾哈迈德，43 岁	工作时间在电脑旁设置一个闹钟，让闹钟来告诉我每小时何时站立或近距离行走 当我看电视的时候，在每个广告期间起立或近距离行走 如果和家人需要沟通或聊天时，尽量去他们所在的房间面对面交谈，而不是原地不动提高嗓门进行交谈	使用楼梯：上班时可建议爬三层楼梯；回家可爬一层楼梯 尽可能不开车（提倡步行或短距离骑自行车） 自己洗车	运行周期：每种方式（有氧，增力，提升平衡性）需要进行 30 分钟 每周一次进行专门场地的锻炼（健身馆、康复中心）：心血管康复项目、增力运动项目、伸展运动项目（有氧，增力，提升灵活性） 每周一次瑜伽运动（增力，提升灵活性、平衡性与协调性）。 每周一次和家人一起爬山、骑自行车和打网球（有氧，增力与提升平衡性）

	尽量少坐	积极活动的生活	均衡、结构性运动
玛丽，72岁	做零活的时候在附近放一张便条，用来提醒我每小时要站立 当我看电视的时候，在每个广告期间起立或近距离行走 当我打电话的时候保持站立	当家人或朋友遛狗的时候，我尽量与他们同去 做园艺劳动 步行去商场，回家时坐公交车 早下车2站，走回家。 走楼梯 做家务	每周1小时跟孙子孙女散步。（有氧，提升平衡性） 每周参加两次50岁以上老人运动锻炼辅导班（有氧，提升平衡性及灵活性，增力） 每周打一次太极（增力，提升平衡性及灵活性）
吉姆，63岁	在我的手机里设置一个闹钟，让它每小时提醒我需要站立 当我看电视的时候，在每个广告期间起立或近距离行走	每天遛狗两次 开车上班，停车后步行15分钟到单位 走楼梯 自己设计活动项目 做家务	每周游泳一次（有氧，增力） 每周打一次高尔夫球（提升平衡性，增力） 每周进行一次专门场地的锻炼（健身房、康复中心）：心血管康复项目、增力运动项目、伸展运动项目（有氧，增力，提升灵活性） 每周爬山一次（有氧，提升平衡性及增力）

6

吃得好

食物在您的生活中起着很重要的作用。您需要通过食物获得能量，食物也可给人带来快乐，它同时也是社交生活的一部分，并且食物也可使您气色变得更佳，提高人的精气神。那么，一份健康的饮食真的可给我们带来这么多好处吗？它能保护心脏吗？可以！吃得好和合理平衡的饮食对心脏健康同样重要，它还可使我们感到愉悦，要想做到这些，比想象的更简单。

> 因为我患有心脏病，所以改变了我的饮食习惯。现在，我很享受用餐。我期待着用餐时间的到来。

> 约翰，44 岁

摄入合适的食物有助于控制许多冠心病的风险因素，比如肥胖、糖尿病、胆固醇升高和高血压。正确的饮食可预防或控制冠心病。这一章将讨论正确的饮食如何帮助您获得一颗健康的心脏，以及如何采用合理而又愉快的方式实现这一目标。

饮食平衡

什么是饮食平衡？饮食平衡是保持身体健康的必然要求。首先要具备以下两个特点：①平衡是饮食中要有人体需要的多样化食物及各种营养素，不是几种食物就能包含人体所需的全部营养素。②平衡也是各种食物的比例要合适，不要喜欢吃的就多吃，不喜欢吃的就少吃，这样就不能在人体内发挥互相依赖、互相影响的作用。

您或许已经在医院、医生的手术室外或在心脏康复项目中看到一幅膳食平衡盘的图片（图6.1）。这幅图展示了五组食物和人群每天应从各组食物中摄入的食物量。

这个盛满食物的盘子适用于大部分人，无论他们是正常或是肥胖的体重，是喜爱肉食或素食的人，并且它也同样适用于所有国家的人。但它不适用于2岁以下儿童，因为他们有不同的营养需求。

膳食平衡盘

通过摄取膳食平衡盘的食物可帮助您饮食平衡。这幅图展示了您应从每个食物组里面摄取的食物量。

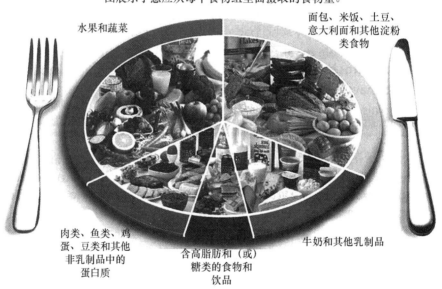

图6.1　一顿健康的饭菜应包含这五类食物中不同比例的份额

按照这个膳食平衡盘，您需摄取五组食物才能保持正常的身体运转，根据不同人群的身体状况，你需从这五组食物中选取不同的食物和摄入量。它包含了您每天吃的食物（含加餐时的零食）。为了做到饮食平衡，请遵循如下原则：

1. 从每组食物中选取一些。
2. 正餐和加餐时选取自己喜爱吃的食物和零食。

3. 避免每天食用同样的食物。

每天都要选择面食、米饭、土豆和其他淀粉类食物

谷物为主，"谷类为主"是平衡膳食的基础。新版膳食指南依旧指出"食物多样，重要的谷类是大米、小米、面粉、荞麦和高粱等。"所以成人每天至少吃250～400 克谷类食物；再添加一些薯类或豆粥类。全谷物含有更丰富的 B 族维生素和膳食纤维。薯类主要提供碳水化合物、蛋白质和 B 族维生素，也是膳食主要能量和蛋白质的来源。这些都属于有营养且容易给您身体带来能量的食物。膳食平衡盘中的这一组（全麦面包、麦片、米饭和意大利面）中您最好选择全麦食物，全麦食物包含更多的膳食纤维和其他有营养的物质，比如铁和维生素 B。全麦食物比精制加工食物消化的慢，这就使我们食用后感觉有饱腹感。您越感觉饱腹，就越不可能在吃食物的过程中吃很多含糖或脂肪类的食物。燕麦属于淀粉类食物，它有很多益处：包含容易溶解的纤维，纤维可降低低密度脂蛋白胆固醇。从这个膳食平衡盘中可看出，您应从这类食物中摄取三分之一的食物。

在您的饮食中增加淀粉类食物

● 早餐可食用全麦、燕麦或挑选一款您喜欢吃的谷类食物。
● 午餐选择谷类食物。
● 晚餐也以米饭或其他谷类食物为基础。

一些人认为淀粉类食物可使人发胖。然而每百克大米中，含淀粉（碳水化合物）77.6 克，蛋白质 6.7 克，脂肪 0.9 克，346 千卡的热量（1447 千焦）。体重超重的人食用淀粉类食物只是增加了饮食中的卡路里。

我总认为吃主食使人发胖，每顿饭吃主食量很少，所以我经常感觉有些饿，吃零食量多。自从我在吃饭时食用了正常量的米饭，似乎减少了我的零食量，所以我现在感觉不饿了。我也没有发胖。

芭芭拉，58 岁

水果和蔬菜

水果和蔬菜里含有少量卡路里和丰富的抗氧化剂，并且它们还含有可溶解的

纤维。大多数人知道多吃水果和蔬菜可使人保持健康。那么我们每天应吃多少水果和蔬菜呢？很多人回答五份，而其他大部分人不确定该吃多少份。

多少是一份呢？

一份就是 80 克水果或蔬菜，这似乎很抽象，最简单的方法就是能装满您手掌里的食物的含量：一份等同于一捧。举例如下：

- 1 个苹果、橙子、香蕉、梨或其他相似大小的水果
- 2 个更小的水果比如李子、杏、柑橘
- 3 个餐勺那么多的胡萝卜丁、豌豆、甜玉米
- 一捧水果（比如葡萄、草莓、樱桃）
- 一杯 150 毫升的纯果汁或蔬菜汁

下面列举一些"一份等于一捧"规则的特例：

- 无论您喝多少纯果汁，它的量都等同于 1 份，因为水果中表皮和果肉的糖含量最多，而它们已经被提取出来。
- 土豆不能等同于蔬菜，它等同于高淀粉类和糖类。
- 一汤勺量的干果等同于一份。

因此，我们可从以上平衡膳食盘状图中每天选取推荐的至少 5 份的水果和蔬菜。如果您想保持健康的身体，选取越多份的水果和蔬菜越适宜。

每天吃 5 份的水果和蔬菜困难吗？

尽量在每餐中选取 1～2 种水果和蔬菜，或在加餐吃零食时再增加水果和蔬菜的量。尽力做到如下几项：

- 可食用 1 把干果仁、水果干或将香蕉放入麦片中。
- 早餐中可饮用一杯纯水果或蔬菜汁。
- 可饮用以蔬菜为主的汤。
- 零食可选用水果或碎菜叶。
- 正餐中至少吃两捧容量大的蔬菜。
- 最好选取以水果为主的餐后甜点，可选用新鲜、冷冻或果蔬罐头等种类繁多的水果。

什么是抗氧化剂？

　　抗氧化剂是从天然谷物、水果或蔬菜中获取的维生素和矿物质。当您每天活动身体，比如吃饭或呼吸时，身体会产生自由基。当然，自由基也可由环境因素引起，比如吸烟、污染或紫外线。过多的自由基对心脏和体细胞造成伤害，抗氧化剂结合身体中的自由基使心脏和体细胞免受损害，从而保护心脏。

　　无论是新鲜、冷藏、罐装、晒干、生榨的水果或蔬菜，它们都富含维生素和矿物质。这些都给您的心脏或身体带来更多的抗氧化剂，若您选取多种颜色或类型的水果和蔬菜会使您的膳食更有营养，而且还增加食欲。

> 抗氧化剂保护心脏，天然谷物、水果或蔬菜中富含抗氧化剂。

乳制品

　　乳制品包括牛奶、奶酪、酸奶，它提供蛋白质、维生素和钙。在许多身体功能中必不可少，例如它有助于帮助血液凝结或使牙齿和骨骼更健壮，所以每天要从这类食物中摄取营养。但是，这些食物也能产生饱和脂肪，因此应尽量选择低脂肪的乳制品，况且低脂肪和高脂肪乳制品的钙和蛋白质含量一样多。再加上低脂肪的乳制品日益增多，值得我们尝试不同种类的低脂乳制品。这样您就可找到自己喜欢的乳制品饮用，让它们融入您的生活。

摄取乳制品要减少饱和脂肪

- 选择半脱脂或 1% 脂肪奶，它们全都富含钙和维生素，且无任何添加脂肪。
- 选用低脂肪的天然酸奶、餐后甜点。
- 在膳食中请选用低脂芝士，它是芝士中脂肪含量最低的食物。
- 如果厌恶食用乳制品，饮用含钙的豆浆也是一个很好的选择。

　　我总是在茶中放入全脂奶，因为别的东西水分太多或味道不佳，但现在我习惯用半脱脂牛奶，饮用一段时间后，我发现全脂奶粉放入茶中反而口感不佳。

乔治，56 岁

肉、鱼、鸡蛋、豆类和其他非乳制品中的蛋白质

这组食物包括肉及肉制品、鸡蛋、豆类、黄豆蛋白和植物蛋白。这些食物提供丰富的蛋白质、铁、维生素和矿物质。所以每天尽量从这组食物中挑选食物。

肉类不宜多吃。如果喜欢食肉，建议食用鸡肉类食物，这类肉类含有较低的脂肪。香肠、含肉汉堡类以及腌制肉等含脂肪较高的肉类，建议不吃。

食用豆类如蚕豆、豌豆和扁豆，比食用肉类更适宜，因为豆类食品具有脂肪低、溶解纤维、蛋白质、维生素、矿物质含量高的特点。

尽量多吃鱼类，特别是多脂鱼，因为多脂鱼中富含深海鱼油，它是多不饱和脂肪（稍后章节讨论）的又一种形式，这种物质对心脏有益。深海鱼油还含有欧米戈3（omega-3），能保护血管内皮细胞，防止血栓形成，甚至有助于心脏的正常跳动。多脂鱼包括鲭鱼、鲱鱼、沙丁鱼、新鲜金枪鱼、鳟鱼、鲑鱼。我们食用上述几种鱼是最直接的摄取 omega-3 脂肪酸的方法。尽量每周食用 1～2 次。如果您有心肌梗死，最好每周吃 2～3 次多脂鱼类。

植物类中富含 omega-3 脂肪酸的食物包括油菜籽、芥花油、亚麻籽油、亚麻或南瓜籽、黄豆、豆腐和带绿色叶的蔬菜。当然您也能从如下食物中找到 omega-3 脂肪酸：牛奶、果酱和面包。这些食物含有丰富的 omega-3，但如果您想有效利用它，必须把前面提到的植物类食物中的 omega-3 转化成鱼类的 omega-3 类型。由于我们可直接在鱼类中找到这种 omega-3，所以尽量食用不同种类的新鲜、罐头装或冷藏鱼。

 多脂鱼（油鱼）

- 在饮食中建议吃多脂鱼，因为从多脂鱼中摄取的 omega-3 最多。多脂鱼包括鲭鱼、鲱鱼、沙丁鱼、新鲜金枪鱼、鳟鱼、鲑鱼。
- 尽量每周吃 1～2 次这些种类的鱼。
- 如果您有心肌梗死，建议每周吃 2～3 次。这样就可保证每天摄入 1 克 omega-3，当然这需要您自己掌握称量标准。

鸡蛋里富含蛋白质、维生素（特别含有维生素 A、D、B_2）、矿物质（比如碘），并且烹饪鸡蛋方便快捷。虽然鸡蛋含有胆固醇，但对大多数人而言，含有

胆固醇的食物与血液中的胆固醇水平没有必要的联系，食物中的饱和脂肪与血液的胆固醇指标息息相关。

 鸡蛋与胆固醇

- 像鸡蛋这种含有胆固醇的食物与血液中的胆固醇水平没有必要的联系。
- 对于每天您应吃鸡蛋的数量，没有明确的推荐。根据自身营养需求，随餐食用即可。
- 如果您有心血管疾病，医生已建议过您少食富含胆固醇的食物，请减少鸡蛋或其他同类食物的量。

 胆固醇

- 对于维持身体功能的正常运转起着至关重要的作用。
- 提供身体每个细胞所需的脂肪物质。
- 具有胆固醇自己的运输系统，叫脂蛋白。
- 身体会充分利用肝所需的胆固醇。
- 胆固醇主要来自于食物中的饱和脂肪。
- 您可从含胆固醇的食物中摄取，比如鸡蛋、动物肝、虾（这些食物中的胆固醇与血液中的胆固醇水平没有必要的联系）。
- 过量的低密度脂蛋白胆固醇可引起冠心病。

含高脂肪和（或）糖类的食物和饮品

脂肪过高的食物包括奶油、人造黄油、果酱、油、奶酪和蛋黄酱。糖来自于碳酸饮料、白砂糖、巧克力、糖果。如下食物是高脂肪高糖的：蛋糕、饼干、酥皮糕点、冰淇淋。这些食物卡路里很高且含有很少的营养物质。建议杜绝食用这些食物或偶尔吃一些。如果想摄取营养物质和必要的卡路里，请从其他四类食物中选用。

限制脂肪、糖

这组食物虽然也是健康饮食，但是尽量少吃。

● 在面包和饼干上少加高脂肪食物。

● 做饭时尽量少用油。

● 选择低脂肪调味酱、肉汁、色拉味调料。

● 饮用热饮时减少糖量或不加糖。

● 无论何种情况下请选择无糖或不添加糖的饮料。

如果您在两餐之间感到饥饿，尽量吃些健康的零食比如水果、全麦吐司、低脂酸奶酪或选一些没有盐的坚果，比如杏仁、核桃，这些食物都富含不饱和脂肪。

我晚上总是喜欢吃小点心、马铃薯薯片、巧克力，现在是该戒掉这些零食的时候了。我应建立新的饮食习惯了。

史蒂芬妮，42 岁

食物对心脏的作用是什么？

我们刚刚介绍了与健康相关的五类食物，接下来我们讲述影响心脏健康的食物。在人们患心脏病后，他们往往想知道关于胆固醇、脂肪、酒精、食品添加剂、食量控制的问题。

低胆固醇

降低胆固醇最好的方法是减少饱和脂肪，多吃含有可溶纤维的食物。

植物甾、固醇

植物甾、固醇存在于植物性食物中，例如水果、蔬菜、干果及种子。有人说植物固醇是血管清道夫，也有人说它是"生命的钥匙"，认为植物固醇起到了平衡体内胆固醇的作用。它们可通过阻止胆固醇被消化道吸收，达到降低胆固醇的效果，这两种物质与胆固醇的结构相似，因此它们可以竞争性地代替胆固醇被消化道吸收。它们与动物胆固醇的化学结构相似，在植物中也有着相似的功能。如果在饮食过程中吸收足够的植物甾、固醇，它们就可与胆固醇在消化道竞争，阻碍胆固醇的吸收。这就大大减少了胆固醇在人体的吸收，使其返回肝，从而有助于减少胆固醇和低密度脂蛋白胆固醇在血液中的含量。大多数人只从植物性食物中获取少量的植物甾、固醇，很大一部分的果酱、酸奶、乳酸菌饮料和奶酪中也添加了植物甾、固醇。当您购买这些食物时，请留意食物成分标签的植物甾酯、固醇酯含量。调查研究显示如果每日服用推荐的植物甾、固醇含量以及选用低饱和脂肪的健康食物，可有效降低 10％～15％ 的低密度脂蛋白胆固醇。

添加植物甾、固醇的食物

- 并不是降低胆固醇药物和健康饮食的替代品。
- 必须与定量的低饱和脂肪食物一同食用才能对降胆固醇起作用。

　　如果您决定食用植物甾、固醇，请询问相关的生产商关于植物甾、固醇的含量，确保每天食用 2 克。不推荐人人食用添加植物甾、固醇的食物，因为它们不适用于所有人群，并且个体差异很大。

关于脂肪

　　少量脂肪对于健康饮食十分必要，脂肪帮助吸收维生素 A、D、E 和 K。每克脂肪比碳水化合物和蛋白质含更高的热量（脂肪含 9 卡路里/克，碳水化合物含 3.75 卡路里/克和蛋白质含 4 卡路里/克）。也就是说含有很高脂肪的食物含有更多的热量，因此吃大量的这类食物会导致体重增加，引起肥胖。大多数人摄入太多的脂肪。

　　为了保持身体健康，您应关注脂肪的含量和您所吃食物中的脂肪种类。脂肪由一种叫脂肪酸的物质构成。脂肪酸有三种主要类型：饱和油脂、单不饱和油脂和多不饱和油脂。食物都含有这三种脂肪酸，且脂肪酸在食物中具有显著的特征。例如，黄油属于饱和油脂，因为它里面含有很多饱和脂肪酸；橄榄油属于单不饱和油脂，其里面含有单一不饱和脂肪酸；植物油被叫作多不饱和油脂，它含有很多多不饱和脂肪酸。

> 为了保持身体健康，您应密切关注进食的食物脂肪量和脂肪种类。

饱和脂肪

　　减少摄取饱和脂肪的食物能有效帮助您降低血液中的胆固醇和减少患冠心病

的风险。这种脂肪经常在室温保持稳定。这些饱和脂肪主要来源于以下食物：黄油、肥肉、肉制品、全脂乳制品、蛋糕、饼干、油酥糕点、休闲小零食。

单不饱和脂肪

尽量食用含有单不饱和脂肪的食物以取代含有饱和脂肪的食物，这样可有效降低低密度脂蛋白胆固醇（俗称"坏胆固醇"），而且还不影响高密度脂蛋白胆固醇（俗称"好胆固醇"）。含有单不饱和脂肪的食物主要有：橄榄油、菜籽油、牛油果、坚果、种子。

多不饱和脂肪

这种脂肪帮助降低胆固醇水平，建议服用。含有多不饱和脂肪的食物有：葵花籽油、菜籽油以及由这些油制成的相关食物。富含多不饱和脂肪的鱼类有：三文鱼、鳟鱼、马鲛鱼、沙丁鱼。

反式脂肪

反式脂肪是又一种脂肪酸，其经常在肉制品或乳制品中被发现。这种脂肪容易生成且易附加在如下食物中：加工的饼干、蛋糕、油酥糕点，还有饭店和外卖餐馆提供的油炸食品。这种形式的脂肪会表现出饱和脂肪的特征，升高低密度脂蛋白胆固醇（俗称"坏胆固醇"）。所以应尽可能避免食用含有反式脂肪的食物。近年来，尽管食品制造商已减少含有反式脂肪的食物用于加工食品中，但我们还是应多留意食物包装上的成分标签。

 如何在饮食中减少饱和脂肪

您选择食用的肉制品的类型和如何做食物的方法决定所产生的饱和脂肪含量不同。为了尽可能减少食物中的饱和脂肪，请遵循如下原则：

- 少吃香肠、汉堡包、派，这些食物中含有脂肪且盐分较高。
- 选择瘦肉并切成碎块。
- 烹饪前，将肉中的肥肉和家禽类的皮剔除。
- 建议烧烤、烘培或水煮肉类、家禽、鱼。不要油炸。
- 请煮或炒鸡蛋。
- 尝试每隔一段时间选择一天不食肉类食物，推荐选择一些豆类、鸡蛋或大豆蛋白来替代。

减少盐的摄入

大量摄入盐往往导致高血压。盐的主要成分是钠，钠的其他来源主要有浓缩固体汤料、酱油、腌肉、奶酪。含有钠的零食类食物有炸马铃薯片、咸坚果、腌制食品。请减少进食加工食品或即食餐，它们常含很高的盐分。建议自己做饭时放少许盐，这样慢慢也就自然养成习惯。

 以低盐或减盐食物替代

- 这些食物品尝起来仍感觉咸且含钠。
- 注意：有些人感觉这些替代品味道不同，因而添加更多盐，加以补偿！
- 建议逐渐减盐或调整口味，在食物中添加醋、胡椒粉、香草、香料或柠檬汁取代盐。

减少盐的替代品不适合某些人群，如患有心力衰竭或肾脏疾病的患者，在用这些替代品时，请咨询医生或健康专家。

因此，建议人们在饭桌上或做饭时选择低盐菜肴，避免额外的盐摄入体内，并选择清淡口感。尝试用醋、胡椒粉、香草、香料、柠檬汁或黑胡椒调整口味。成年人正常一天摄入盐分不超过 6 克或 1 平茶匙。

饮酒

适量饮酒对于患有冠心病的 40 岁以上男性和绝经后女性有保护作用，这些人群每天可喝 1 或 2 单位的酒。然而这不意味着不喝酒的人需开始喝酒。有些更健康的方式可保护心脏，例如选择健康饮食、增加体育锻炼、戒烟（详细内容见第 3 章）。

过量饮酒能使血压、三酰甘油（甘油三酯）升高，影响体重和体形。对于患某些心脏病或者服药期间的人群不推荐饮酒，如想饮酒，请咨询医生或药剂师。

计算饮酒的量

为了能精确计算饮酒的量，请遵循如下公式：

酒精量＝饮酒量（毫升）×酒精含量（％）÷1000

例如，饮酒量为568毫升，酒精含量为5.2％，则酒精量为2.95单位。

5.2％×568毫升÷1000＝2.95单位

建议服用饮酒量：

男性：3～4单位

女性：2～3单位

尽量一周选择1～2天禁酒。

酒含的热量很高，减少饮酒量可控制体重。

适当的饮食量

为了保持健康的体重和完美的体形，每个人需要从食物中摄取不同的能量，这种能量由卡路里体现。人体需要多少卡路里取决于很多因素，包括身高、体重、活动量。正常体重的女性每天需2000卡路里，男性需2500卡路里。如果您食入的卡路里比身体所需的卡路里多，您的体重将增加。因为您体内储存了用不掉的能量，通常指脂肪。每天体内吸收多余的能量，久而久之您就一天天发福，从而导致超重或肥胖。反之亦然，每天减少一点点能量摄入，天长日久体重就会减轻。从饮食中选择简单、含少量脂肪的食物进行互换，会有助于您减去额外卡路里和脂肪，更多内容请参见书后附录B。每天调整食物会给您带来巨大的健康获益。

 关于补充剂

大多数人可从健康饮食中获取所有的营养物质，人的机体生来便会吸收食物中的营养，而补充剂不能起到平衡饮食所发挥的作用。而有些人可能需要某些食物补充剂。例如，超过65岁以上的老年人、亚裔人、很少在室外活动的人应服用维生素D的补充剂；严格素食人群建议服用维生素B_{12}补充剂。若要获取更多信息请咨询医生。

自从戒烟后，所有食物我都愿意吃，现在的问题是我吃的东西太

多、太丰盛了。

皮特，48 岁

表 3.3 可让您自查是否具有健康的体重。如果您对自己的体重堪忧，请咨询医生或营养师如何安全有效地减肥并保持健康的体重。

 您进食的食物量对您来说多吗？

当我们探讨要吃多少食物时，食物的分量真的很重要。一般情况下，男性一天比女性需要更多的卡路里。如果女性和配偶吃一样分量的食物，那么或许吃的太多了。

保持健康的生活方式

我们每个人都有不同的理由选择健康的食物。患冠心病后，为了保护心脏请注意饮食健康。按照膳食平衡盘中的食物进食，会帮您获得一颗健康的心脏，膳食平衡盘中的食物均可食用。长期按照膳食平衡盘中的食物进食会使生活更轻松，渐渐成为习惯。从四类主要食物中选择食物会使您有饱腹感，最重要的是让您很难接触到含糖或脂肪多的食物。记住：合理平衡饮食，勿单调进食。附录 C 提供了一些精美健康的西式菜肴供您品尝。

如果进食中吃的过多或吃了不提倡的食物，不必担心，偶尔食用也正常。在膳食平衡盘中没有提供禁忌食用的食物，这样对于您和您的家庭来说就带来了选择食物的灵活性。有些食物如炸薯片、蛋糕、巧克力可偶尔食用。如果您喜欢，甚至可适量饮用葡萄酒或啤酒。一旦您下定决心改变饮食结构，就要设定目标并参照表 6.1 做出改变，表 6.1 中所提出的建议会帮您更快实现目标。

表 6.1 运用目标管理的方法达成健康饮食习惯

明确	建立健康饮食想达成什么样的目标？如何达到？而不是建立"我将开始健康饮食的想法"。要思考您将如何改变来建立健康饮食的目标，其中包括"我将开始每天吃早饭、午饭，我将用水果代替薯片，在做饭前把肉的脂肪剔除出去"
可评估	设立一组数据。通过核实数据信息便于您掌握是否实现目标。可评估的目标包括："我每天将吃两份水果或每周吃一份鱼"
可实现	从微小的改变着手，您的目标更易达成。这些微小的改变逐渐达到最终的目标设立的目标越现实，就越容易达成。与饮食健康有关的可实现的例子如下："我在晚餐中多吃一份蔬菜"或"我用小盘子来装食物"
适合	确保您设立的目标切合实际并适合您。如做饭中不放盐，减少盐量的计划就毫无意义。对于饮食健康适当的例子是："我喝很多含糖的饮料，因而在我的茶中要减少糖的量"
时限性	给您的目标设立期限，例如每天、每天早晨或一周两次。如果您在规定的时间内达到目标，就更容易设立下一步期限。请不要设立不切实际的目标，例如"我打算在 1 周内减掉 1 磅，这样 7 周内就可以减掉 7 磅"，或者"我每日 3 餐都会计划饮食"

食物在人的生活中扮演着很重要的角色。食物既可给人类提供能量和营养，同时它也是人类社会生活的一部分。所以请愉悦地享用吧！

应对压力，学会放松

当您得知患有心肌梗死或相关问题时，您会感到有压力。更糟的是，心脏手术后您的身心均会感受到较大压力。现代生活本身压力源繁多。我们经常需要同时处理十几件事情，在诸多工作及责任中挣扎。尽管您并不想这么做，但您无法摆脱压力。适当的压力确实对身体有益，它可使您保持警觉，并且对生活充满兴趣，帮助您完成各种事情。但当压力过大以至于自身无法控制时，那将会对身心造成消极影响。

> 在确诊为心肌梗死后，请学会放松或从压力中解脱出来，这样对将来拥有健康的身体十分必要。

 以吉他为例

- 琴弦太松，无法演奏美妙音乐。
- 琴弦太紧，仍无法演奏美妙音乐，并且极易断裂。
- 琴弦松紧调制适度，便能奏出美妙乐曲。
- 生活中您需要适当的压力以保持警觉，但是不能超出您的负荷。因此，您必须调节压力使其平衡。

如果您已患心肌梗死，并且正在同时应对其他各种各样的压力（如金钱、人际关系、工作等），那么非常重要的是，应尽力去处理这些压力，一定不要让压力变成苦恼。然而，说起来容易，做起来难。

减压远没有您想的那么简单，大多时候这就是生活。但是正如生活中其他改变一样，您必须尽最大努力去练习如何放松。坚持尝试，它不可能一蹴而就，但一定会有帮助。

——兰，76 岁

您可以尝试在强压下留意自己的身体。通常，身体会在压力增加或您没能处理好压力的时候提示您。但是在讨论如何处理压力及如何放松前，您必须了解什么是压力以及压力如何影响到您。

压力的定义

压力在生活中很常见，人们可以因为一些小事而感到压力，比如堵车、购物排队等，也会因为大事倍感压力，如健康、金钱、家庭、人际关系问题及搬家等。当人们因为人或事感到压力时，身体会释放激素（肾上腺素和皮质醇）使您做好保持、对抗或逃避压力的准备，这叫作应激反应。这一反应是身体的自发反应或自然应对压力的反应。这些激素使您整装待发。它们使机体按照以下方式对抗压力：

- 它们向血液中释放脂肪及葡萄糖以提供能量；
- 它们可以使肌肉紧张；
- 它们可以使您大量出汗、口干；
- 它们使心跳加速、血压升高，以提供给大脑和心脏更多的血液；
- 它们使呼吸加快以提高机体供氧；
- 它们使机体感观加强，更加警觉。

压力与悲痛如何影响心脏健康

将心肌梗死归咎于压力是简单的，实际上却是无益的。人们通常将疾病归咎于压力，但是请不要忽视其他生活领域的原因，那些才是至关重要的。

我知道自己吸烟，但是造成我心肌梗死的主要原因是压力。

——路易丝，54 岁

劳累的工作本身不会导致压力或心肌梗死的发生，但是如果您不花时间进行娱乐或放松，使压力超出了身心所能承受的范围，这将导致疾病的发生。所以工作与放松同样重要，您要学会注意紧张情绪，并且控制对压力的反应。

没人能够确定压力是否能够导致心肌梗死。其实，问题来源于您不能控制压力，或者在感到压力时没有充足的时间放松。肾上腺素水平时常升高可导致紧张与焦虑。如果您通常因压力而感觉受打击或疲惫，换言之，如果您总是觉得悲伤，那么就会接触一些让您觉得可以控制压力或让您感到舒适的东西，如高脂肪食物、酒精或香烟，这将增加冠心病的患病风险。表 7.1 详细讲解压力在体内的物理效应及如何影响我们的行为。

表 7.1 当压力变成长时间、不可抗及悲伤情绪时的外部表现和内部反应

外部表现	内部反应
• 进食大量高脂肪及可使人获得安慰的食物	• 心率加快、血压升高
• 没有时间活动及锻炼	• 高血脂、高血糖
• 体重增加	• 血凝加快
• 吸烟	• 动脉壁炎症增加
• 饮酒	• 冠状动脉狭窄风险增加
	• 心律失常风险增加

过度的压力使得改变不健康的生活方式（如吸烟、不健康饮食、缺乏运动、大量饮酒等）变得困难。人们普遍认为吸烟、大量饮酒、缺乏运动、食用能让人获得安慰的食物有助于舒缓压力。然而，这种减轻只是暂时的。长此以往，这些习惯会对身体健康，包括心脏健康起到消极作用。所以，学习如何更有效地控制压力、减少压力的影响及帮助自身选择健康未来至关重要。

如何自我调节压力

学习处理压力的方法可以避免形成悲伤情绪及伤害机体。按以下方式进行，可以帮助自身建立健康的生活方式：

• 关注自身压力等级及询问导致压力的原因。

- 倾听自己的身体。

- 多做有助于放松并使您开心及保持乐观的事情。

以下内容将详细阐述上述观点。

了解压力产生的原因

压力产生的原因很多，常见于健康问题及担忧、工作、金钱问题、人际关系、家庭、婚姻（离婚）、失业、搬家、丧亲、时间压力及孤独。通常人们要在同一时间处理上述很多件事情。大多数时候人们很难接受自己无法处理好随之而来的压力。有时人们被繁忙的工作不断消耗时才意识到压力。

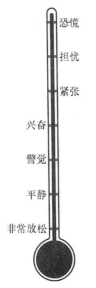

图 7.1　压力测评表显示了随着肾上腺素水平的升降导致自身感觉的变化。当压力测评表移动上升到最高点，意味着被测试者处于最紧张、暴怒、疲劳的状态。反之，测评表移动至最低点时，则意味着被测试者处于放松的状态。

经允许引自 The Heart Manual Coronary Artery Disease Version（NHS Lothian）. Copyright © Lothian Health Board 2012.

生活中，您无法控制压力的源头，但可以掌控如何应对它们。您处理事情的方式对控制压力有很大的影响。在不了解真相前就做最坏的打算，这往往会导致焦虑。例如，发生心肌梗死或被告知患有心绞痛时，很多人都会顾虑这是何种疾病以及这种疾病对自己的身体会带来何种不良影响。在这个时候，人们总是被好朋友和邻居的建议误导。他们经常存在消极想法或事事做最坏的打算，这些都容易产生压力。因此，提出问题很重要。不要被自己的想法误导，而应用健康专业的方式来回答。

正如体温一样，在某段时间内压力水平也有起伏波动。一种关注压力的方式是绘制一个压力测评表（图 7.1）。与测体温不同，它可以测评您的感觉、压力等级以及肾上腺素水平。压力测评表上的文字描述了随着肾上腺素水平的升降而导致自身感觉的变化。

发生心血管疾病后压力水平增高很正常。人们通常自觉紧张或一段时间内脾气变坏。如果您经常感觉紧张、脾气欠佳、担忧、害怕或无法放松，这将对您的身体有害。一直处于高压力水平容易导致健康问题。这种情况下，建议考虑一下自己处于这种状态的原因：您是否担心自己的健康？是否担心由于健康问题而导致的特殊症状？是否担心人际关系？是否担心工作或金钱问题以及其他事情？这可以帮助您认清压力的源头，并且提供好的方法将其解决。本章将提供很多方法来帮助您摆脱这种情绪，其他放松的技巧将在下文详细讲解。

倾听您的身体

如果您正处在压力的困扰下，身体将会提示您。表7.2总结了压力的常见应对方式。另外，平时请多做一些让您放松、无压力感、感觉开心及积极向上的事情。

表 7.2 身体如何应对高压

身体反应及症状	行为
• 浅呼吸 • 肌肉紧张、脖子及背部疼痛 • 紧闭牙关、磨牙 • 不能久坐、排队或等候 • 出汗及发抖 • 头痛 • 耳鸣 • 心跳加速、胸痛 • 忐忑不安、胃部紧缩不适感、如厕次数增加 • 食欲、乐趣及性欲下降	• 不良的生活方式：过度饱食、吸烟、酗酒，感到过度疲劳以至于不能运动 • 着急 • 忽视个人形象 • 缺乏人际关系及社交 • 虎头蛇尾、坐立不安 • 嗜睡或失眠，睡眠质量差，早醒，做噩梦 • 工作效率低 • 常请病假
情感反应	**大脑反应及想法**
• 缺乏耐心、易怒、易批评或与人争论、喜怒无常 • 缺乏幽默感 • 伤心、不开心、失落、偏执、较正常时敏感 • 感觉孤单 • 感觉被压垮 • 感觉时间不够用 • 缺乏自信、无价值感	• 时常感到挫败、烦恼 • 健忘 • 缺乏兴趣 • 注意力不集中 • 消极、担忧 • 焦虑不安 • "我做不了" • "我处理不了" • "每件事都没意义"

练习放松及积极思考

放松为释放出身心的紧张感，它能够使您感觉平和及冷静。有规律地练习放松技巧可减缓焦虑，这使您的生活有很大不同。时常做一些让自己感觉放松的事情有益于身体及心脏健康。

 时常放松的益处

- 降低血压及心率
- 控制心绞痛及胸闷
- 在改变不良行为时更自信，如：戒烟、健康饮食、规律运动、戒酒
- 改善睡眠
- 体力充沛
- 忙碌一天后减少压力及疲惫感
- 更好地处理问题，如：工作、复杂的人际关系及疼痛
- 更好地控制易怒情绪及挫折
- 处理冲动
- 减轻肌肉疼痛及疲劳感
- 提高做事效率

表 7.3 列举了许多有助于处理压力的方法。一些建议看上去太简单或看似离奇，但它们确实有效。成功处理压力的关键在于找到令自己感兴趣的事情，且为此事您愿意付出劳动和汗水去实行。但如果您觉得已做得很好，但仍感到有压力时，请咨询健康专家或相关人士。本章的其他部分将介绍处理压力的放松技巧，其中一些总结于表 7.3 中。

　　我从未意识到我是多么紧张。通过听舒缓的 CD 才使我意识到自己的紧张情绪。

——玛格丽特，71 岁

　　我每天中午都外出散步，我没意识到时间对我有多重要。

——莫伊拉，59 岁

表 7.3　日常处理压力的方法

减压生活方式	减压放松技巧
● 饮食健康	● 深呼吸
● 保持体育锻炼（如散步、打太极、做瑜伽或普拉提等）	● 倾听自己的身体，注意紧张情绪，尝试积极交谈，自我冥想
● 健康范围内饮酒	● 定期倾听舒缓而放松的 CD
● 戒烟	● 渐进式肌肉放松法
● 舒缓下来，适当休息、放松	● 冥想、警觉
● 睡眠充足	● 与家人或朋友度过放松时刻，交谈、大笑
● 管理时间，学会拒绝	● 洗热水澡
● 为自己腾出时间	● 找到能让自己放松的爱好
● 交谈，寻求帮助	● 听音乐、读自己喜爱的书、阅读报纸
● 避免过多刺激	● 按摩
● 关掉电视	
● 养宠物	

深呼吸

您也许无法控制生活给您带来的压力，但您可以掌控自己的呼吸。深呼吸可促进放松，在压力状态下是一种很有效的放松技巧。您也可以反复练习以避免紧张与压力。深呼吸也称膈肌呼吸（用膈肌进行呼吸）。在练习如何深呼吸时，首先需要平躺进行，待训练娴熟后您可以随时进行。

深呼吸

- 首先闭目，伸展手指、脚趾使其放松，张开牙齿使下颌放松，同时让腹部肌肉也得到舒展。
- 做几次正常呼吸。
- 现在，每次呼气时请尽量多呼气，同理您也会相应地吸入更多的空气。
- 不要强迫自己进行呼吸训练。首先要舒适、缓慢地深吸气几秒；然后再进行舒适、缓慢的深呼气。
- 感受您的肚子随着吸气而伸展，随着呼气而收缩；感受腹部随呼吸起伏。
- 最终您的呼吸将自然地保持一个持久缓慢的节律。
- 感受您的肩膀得到放松，感觉随着每次呼吸，您的紧张感慢慢排出体外。

留意紧张感

您在检查紧张感时会识别出来，这叫作快速识别或机体扫描。有些人觉得某些东西对于提醒他们检查自身是否紧张有所帮助，这可帮助他们养成排查紧张感的习惯。例如，您可在手表上标记圆点，电脑上粘贴便条，设定手机闹钟来提醒自己，试着每天练习 15～20 次，那么就会很自然地发现紧张感并将其释放。一旦了解紧张来临时的感觉，您就会在工作或生活中加以控制。学会排遣紧张，正如打太极时那样。

机体扫描：发现紧张情绪并且排除。

- 我的脚趾在鞋子中卷起来吗？放平它们。
- 我的膝关节僵硬、伸直吗？舒展它们。
- 我的手总愿意紧握吗？松开它们。
- 我的胳膊僵硬、伸直吗？放松肘部。
- 我的肩膀感到发紧、耸肩吗？舒缓下来。
- 我总是牙关紧闭吗？轻轻张开嘴，放松下颌。
- 我的面部及前额总是紧张、僵硬吗？放松前额及眼部肌肉。

积极的话语

积极的话语是很有效的减压技巧，请尽量意识到自己的消极想法。如果您遇事总做最坏的打算，那么就会使自己感到焦虑。要想克服这一趋势，请建立自己的信念。这一信念是指反复说给自己听的短语或声音。例如，在放松的时候请保持平稳呼吸，反复在心中对自己说："我很放松，我能力很强，我很开心，我很健康，我很冷静，我可以很好地控制情绪。"

- 将消极情绪转化为积极的话语。
- 避免肾上腺素释放。
- 减少紧张、担忧、焦虑、压力及恐惧。
- 冥想：我很放松，我能力很强，我很开心，我很健康，我很冷静，我可以很好地控制情绪。

避免刺激

任何刺激的食物（如咖啡等）均会加重紧张感。请以每天饮 4 杯咖啡或茶作为上限，同时请注意饮料中的咖啡因；请试着替换为不含咖啡因的饮料。如果可以，晚上 6 点后避免饮用咖啡，这将使您晚间更放松，并且有更深的睡眠。

同样避免过多饮酒。适当饮酒（女性 2~3 单位，男性 3~5 单位）有助于放松；而饮酒过量则会导致紧张、失眠、消极。同样，过度看电视、用电脑也会使您注意力不集中、无法放松及影响睡眠。

运动

运动可释放内啡肽类激素，可给人带来愉悦感，减少焦虑及挫败感。运动可使人呼吸加深，缓和肌肉紧张，这将使身体放松。日常生活中建议多散步、打太极、练瑜伽、做普拉提或者做一些拉伸练习。

学会拒绝

尽管对于一些人来讲很难，但是请试着学会对工作、家庭、朋友说"不"。您会觉得有负罪感，但这有助于控制自己的工作量，请学会更好地管理时间，要知道您期待做的事总是比您实际做的事情要多。如果事情中途出了差错，请不要有压力，请给自己预留足够时间处理棘手问题，镇定下来，并列出清单，按部就班地执行即可。

放慢脚步

您经常会因工作节奏太快，难以安静地坐着，排队时感觉不耐烦，吃饭速度快以及打断别人的话吗？有些人天生做事迅速，但很多时候它是一种习惯；人们变得沉溺于肾上腺素的刺激。所以请放慢脚步，告诉自己做事慢一些。日常生活中请深呼吸，如果您意识到紧张，请及时排遣。请首先从放慢行动，减缓饮食速度开始，其次保持愉快的工作状态，适时放松，最后增加 10 分钟运动，请关注周围缤纷多彩的世界。

请倾听能让人放松的 CD

倾听放松 CD 是种有助于深度放松的有效方式。您也能够在网上找到很多放松技巧和音乐，请尝试其中一些方式并且找到对自己最有效的方式。记住放松是一种技巧并且需要时间去学习，所以不要期望太多太快，同时也不要过快地放弃某种技巧。通过大量的练习最终会使您受益匪浅。要知道如果您练习的越多，将会越容易放松。长此以往您将会随时随地应用放松技巧来处理紧张感。

渐进式肌肉放松

紧张可变成一种不易察觉的习惯。渐进式肌肉放松（PMR）使您更易意识到肌肉的紧张，因此可在压力形成之前产生警示信号。渐进式肌肉放松对于心脏病患者是放松技巧中最容易学习的类型。为了熟练并且有效应用渐进式肌肉放松，您需要进行一天两次的练习。一旦您熟悉渐进式肌肉放松的原则后，请立即将它融入到日常生活中。

练习正念

正念是在浮躁的世界中，保持活在当下、冷静、非批判理念的练习。正念减压（MBCT）及正念疗法（MBCT）被证实是处理压力、焦虑及抑郁的技巧。此训练使您理解压力、健康呼吸以及注意自己的思维、感受及躯体感觉。这使您采用更健康的方式对压力做出反应。该训练包括冥想并将其融入日常生活中。

如何寻求帮助

无论任何事情困扰您，请不要深藏于心中，请表达出您的想法及感受，或者在日记中记录出来。有时人们认为倾诉自己的困难是消极的想法，但事实上它恰恰是解决问题的好方式。即使当时您会感到很艰难，从长远来看，它确实非常有益。您也可与朋友或同事交流，也许您们会得到互相的帮助。如果您担心自己的身体健康、状态欠佳或不能够胜任工作，请告知您的主治医师、护士及相关心脏康复专业人员，他们会指导您或给您介绍当地的相关机构以提供帮助。

如果您想学习更多处理压力的方法，很多网页可提供自助的减压方法，包括放松技巧等。有些网站允许下载有关放松技巧的视频文件，也有些网站提供放松技巧的复印件，它们的大多信息都是翔实可靠的。所以请从呼吸技巧、渐进式肌肉放松及正念开始，在实践中找出最适合您的方法。

坚持就是胜利

在进行体育锻炼的人群中，只有 50％的人在 6 个月后仍在坚持规律体育锻炼。您可以成为这 50％中的一员，但是这需要一些努力、自律和时间。

当今时代是一个快捷的社会——速食、即时获取报酬、随时通信，人们也变得想立刻梦想成真。然而常规性锻炼、健康饮食、戒烟与处理压力的效果是无法马上显现的。人们因此很快放弃。许多健康生活方式的益处不能一下被看到，但它确实每一天都在产生着。所以您需要提醒自己为什么要常规性锻炼、选择健康食物、抽时间去散步或打太极以及为什么不能触碰烟草。这样就能确保您和您的家人进入这 50％的人群中，并能过着健康、快乐、长久的生活！

医生让我改变许多我已经习惯的事情，做起来真的特别困难。例如我很喜欢吸烟，但是一旦我决定要戒烟，那就没那么困难了。我在健康中心戒烟护士的帮助下，至今已经 8 个月不抽烟了。我用抽烟节省下来的钱和妻子、孙子去公园玩，我们玩得特别愉快。

威廉，65 岁

改变一种习惯是困难的，能将改变后的习惯保持住更加困难。即使再困难，您也能做到！

保持活力

相信现在您对选择健康生活方式的重要性有了更好的理解。下一步我们该探讨如何积极地改变并一直持续下去。这时，您应该回答如下几个问题：

- 您想改变什么生活方式？
- 为什么改变对您如此重要？
- 是什么导致您停止下来？
- 如何制订出一个可行的计划？
- 在何处可以得到支持？
- 如何对待您在改变过程中的小失误并能对现有取得的成绩感到满意？

下面介绍有关改变健康生活方式的更多细节。

您想改变什么生活方式以及原因

如果您有自己的改变生活方式的理由，那么将更可能成功地改变行为。当人们相信改变后会对自己有益处，并与自己息息相关时，他们往往会做这些事情。所以要明确什么对您是重要的？如下举例来自于其他人的目标。您可以效仿他们，当然您也可有自己的想法。

- 我想变得精力充沛，这样就可以和孙子、孙女一起玩耍。
- 为了身体健康我想戒烟，并且还能帮助朋友们戒烟。
- 我想饮食更健康，并且鼓励我的家人也健康饮食。
- 我不想总是感到有压力，这样我就可以和我的伙伴享受快乐时光。

改变对您来说是多么的重要

一个让您通过改变行为达到永葆活力的好方法就是衡量积极面和消极面，这样您就可看到它是如此重要。请看表 8.1 温迪是如何评价积极活动的利弊的。

是什么导致您停止下来？

通过衡量利弊您就能发现是什么让您停下脚步。是金钱？是天气？还是像温迪一样膝盖疼？但是我们总会找到解决方法的，请看表 8.2 的例子。

尽自己最大努力，选出一种您想改变的行为，并努力去改变，做出利弊的表格。清楚什么更重要，以及可让您停下来的原因。从朋友或家人的谈话中获得支持。您需要从健康专家那里获得一些建议吗？

表 8.1　温迪想通过定期骑自行车来让自己更健康

好处	坏处
• 对我的心脏有益处，并且能防止心肌梗死 • 帮助我强身健体 • 让我更加有活力，身体更强壮 • 我比一般人都健康 • 我更加精力充沛 • 我会感到更快乐，没有压力 • 我的孩子们将停止唠叨 • 我可和家人一起做各种事情，而且能保质保量地相伴左右	• 我太懒惰了 • 我没有足够时间 • 我担心在运动过程中膝盖疼

请找出一张空白纸模仿制作该图表，参考附录 A 的相关内容填写。

表 8.2　目标：我想变得有活力而健康

请在心中问自己如下问题（最后记下您的回答）

为什么我想获得健康？
我有个健康的体魄就能在每天拥有更多的能量。
我想变得有活力而健康，这样可以帮助降低血压，让我的心脏保持稳定。

过去喜欢什么活动？
我过去喜欢散步、骑自行车和跳舞。

现在我都做什么锻炼和活动？都什么时间做这些？谁可以和我一起做这些？（给他们打电话并明确哪一天、哪个时间段。不要试图完成得太多、太快，每次增加一样新的活动就好。）
我的朋友去跳舞，我现在就联系她并制订计划跟她一起跳舞，并且我单位的同事在午饭时间想散步。这样太好了，我协调了一下时间，约好下周三晚上开始和玛丽跳舞，茱和我从明天开始于每周一和每周五在午饭时间散步半个小时。

什么事情可以阻止我们的计划——天气、金钱问题、工作和家庭忙碌？
我将在生日当天邀请每个人去俱乐部跟我一起练习健身脚踏车，无论如何我已找到一种方式使自己变得有活力。
我打算在不同的季节做不同的活动——夏天爬山，冬天去健身房健身。
我和朋友去健身房健身，但是如果我的资金紧缺，我会将健身房锻炼的时间用来在室外散步或慢跑，这样就不会打破我原来的计划。
我计划步行或骑自行车上班，这样不用额外每天花多少时间锻炼。
我将和孩子们一起骑自行车，这样我们就可有更多时间在一起，而且还能锻炼身体。

请在心中问自己如下问题（最后记下您的回答）
我在常规锻炼时间外还能做什么？
在假期的时候如果不能进行常规的锻炼，我可以采取散步或者租用自行车来取代常规锻炼，从而保持活力、心情愉悦。
如何回报您的辛勤锻炼？
一旦我在健身房定期锻炼达到 4 周后，我将和妻子计划外出度过一个特别的夜晚。

请找出一张空白纸模仿制作该图表，参考附录 A 的相关内容填写。

制订切实可行的计划

在心中问自己一个问题：如果我变得更加积极运动，我将多么自信？制订可行的计划对于增加您的自信心非常重要。同时也确保您计划做的事情具体而有可实施性。不要就想想而已，要给自己的计划设定完成时间。当成功完成了您的目标，不管这个计划是多么微小，您都能感到更加自信和有动力去坚持到底。

从哪里得到支持

在此介绍一个积极的方法就是从您重视的人那里获得支持，把家人和朋友也列入您的计划中。您可激发他们采纳一种健康的生活方式，这样您们可以相互支持。而且在计划实行中您还要认可取得的成绩，并因为努力实行而奖励自己。例如，如果您戒烟成功，您可以用省下来的钱和家人一起度过假期。如果您定期和朋友散步一个月，您会感到心情很愉悦，而且您还可以和朋友计划其他的社会活动。

对待小失误

不用自暴自弃。如果您的行为有些偏差，不要惊慌；微小的疏忽不意味着您就失败了。每个人都尽力保持健康的行为。在健身房错过一节课、吸一根香烟和食用一些您不应该吃的食物不意味着彻底失败了。不用惊慌与自责，这很正常。有很多事情是我们无法控制的，或超出您的日常生活范畴，或削弱您的毅力。例如，恶劣天气、疾病、家庭承诺、假期、紧张时刻或工作承诺都会挑战您的目标。但是请不要放弃，记得当初促使您改变的所有理由，不要把一个疏忽变成一周或一个月的疏忽，在第二天请重新找回健康的生活习惯。

表 8.3a 和表 8.3b 展示了一些人们改变他们生活方式的真实案例。

表 8.3a　积极活动——一次真实的经历（费朗西斯，46 岁）

第一周	我决定去健身房健身，我的目标是每周去两次	→→→第三周继续
第二周	我状态很好，我已经爱上运动了，我的朋友萨利也加入进来了	
第四周	与萨利聊天并制订了明天的计划	←←←忙于工作，这周错过了健身
第六周	进行得很顺利；爱上健身房和我的丈夫去游泳	
第七周	与萨利在电话里交谈，我们都感到很有动力。现在我的丈夫想要在周末和孩子们一起骑车	
第十一周	仍然保持了每周两次在健身房锻炼身体，每周一次和我的丈夫游泳。尽量在周末和孩子们活动。我真的感到很自信	
第十四周	爱上运动；我们感到棒极了！我们现在要旅行几个月，计划在此期间租用自行车来保持运动量	

表 8.3b　戒烟——一次真实的经历（迈特，52 岁）

第一周	我再一次下定决心戒烟，我已在健康中心参加了戒烟课程，并使用戒烟片来戒烟	
第二周	进展得顺利；我到现在都没吸烟！当我想吸烟的时候，尽量分散注意力。除此之外，我还散步，吃薄荷糖	→→→第三周继续进行
第四周	与我的戒烟指导师交谈，她人特别好，并告诉我不要自责，让我提醒自己想放弃的时候，想想当初要戒烟的理由。她建议我如果想吸烟，跟自己的内心做斗争，比如想吸烟的时候，告诉自己先忍耐 10 分钟，然后我给朋友打电话聊天，在我知道我们已经交谈了一个小时后，我已经过了烟瘾的劲儿了，我便不想吸烟了。而且明天我也下决心不吸烟了	←←←戴维和我去酒吧喝酒，我吸了一根烟，我感到自责极了
第六周	进展得很顺利。我已决定去上别的课程了	
第七周	我从与凯西的交谈中得到很大支持，戴维也有了戒烟的念头	
第十一周	我仍没吸烟，这次我感到特别棒，做什么事都很有自信	
第十四周	我不吸烟了，甚至几乎都没有吸烟的念头了。我和戴维去酒吧也没吸烟。戴维在四周内也即将去参加戒烟课程	

www. livinglifetothefull. com 网站提供很多免费的模块课程，该网址设计的初衷是帮助人们发展重要的生活技能来处理日常生活中的常规问题。网址中选用的材料应用了当代最先进的技术和循证认知行为疗法，力求帮助人们进行改变。

保持积极活动的几条提示

如下建议将帮助您保持运动量，并使锻炼成为您生活中的一部分。

玩得开心！有些人很喜欢与别人一起运动，然而也有些人喜欢自己运动；还有人是混合体，他们主要依赖于心情做运动。有人喜欢室外运动也有人喜欢在健身房运动。如果您一直坚持做运动，您肯定感到特别开心！

> 玩得开心！找出适合自己的运动帮助您保持运动量

让您的朋友和家人参与进来。和其他人一起运动特别棒，这样可以一起建立对运动的承诺，从而让我们更加有动力。您们也可以互相鼓励；当您没有热情运动时，他们有，反之当他们没有热情时，您热情万丈。把您的心脏病病情作为契机，让家人和朋友加入进来一起运动。您可以成为孩子的榜样，您们可以互相激励。

我今年 67 岁，我的孙子 27 岁。我跑半程马拉松比他都快！

博比，67 岁

当您忙于家庭或为了冲刺工作业绩时，很容易放弃一些爱好或社交活动。无论您已退休还是仍在工作，加入到运动的行列中将使您善于社交。您会惊讶于运动带给您的自信。

不会感到乏味。参与一项规律均衡的运动项目不仅对身体健康起到很重要的作用，而且不会让您感到乏味（请参考第 5 章）。还有一个减少乏味感而促进身体健康的方法是定期改变您的运动项目。或许可以随季节的变化而变化，例如在夏天来临之际尽量做一些室外活动，反之在冬天的时候尽量在室内保持运动。总之请尝试一些新的运动方式。

使运动成为一种习惯。无论您定期选择何种运动，请纳入每天的例行计划中，并使其成为一种习惯。请您选择尽量多样化的运动模式，这样您就不会感到乏味（请参考第 5 章）。

散步。散步是保持活力的一个良策。漫步好于什么都不做，它也可以带来走路轻快的效果。然而轻快脚步的标准因人而异，这主要依赖于您的健康程度和运动的能力。想象一个场景：您和朋友见面，您即将要迟到了，需要加快步伐。但是请记得开始和结束时都要放慢脚步，倾听来自身体的声音，它将告诉您什么是轻快的步伐。

> 记得穿双舒适的鞋，以直立的姿势行走，切记不要无精打采地行走。在行进中，请轻揉您的肚子，因为这可以帮助燃烧体内更多的卡路里。

避免乘坐私家车。请养成避免乘坐私家车的习惯，您可以试着把车停得距商店远一些，这样您就可以多行走一段路。或许您可以走完整段路程，所以请逐渐培养这个能力，并尽可能多做一些。此外，您还可尝试乘坐公共交通工具。这意味着您可在这段路程中的开始阶段和末尾阶段走一段距离。

加入一个徒步组织。自行徒步会给您带来自在的感觉，尤其是在乡村或一个公园。与其他人一起徒步也很有趣，而且很多人会觉得跟他人一起徒步很安全。如果您加入一个徒步组织，不用为设计路线而烦恼，因为路线由组织者安排，您可设想这是一个非常大的挑战。值得推荐的是，山地徒步是一个新引进的高强度徒步项目。

但是就像其他运动一样您必须逐渐培养这个习惯。在练习初始，建议平缓地走，特别针对于臀部或膝盖处有伤的人群，这个通常被称为低水平徒步或漫步。很多人习惯用路杖，这可以帮助减轻膝盖和臀部的压力，因为您是将力量积聚在上部肢体，所以可获得一个全身性的锻炼。现今，有当地或国家级的徒步组织，如果您有兴趣，可以去医生诊所、休闲中心、图书馆、理疗馆等场所去寻找，您也可去网上搜索一下。

戴一个计步器。计步器（图 8.1）是一个非常有趣的工具，它可以记录并提示您走路的步数和米数，以及鼓励您做得更多，同时激励您更好地完成您所设定的行走任务。计步器不但价格便宜，而且还能反馈给您进步的数据。

开始阶段的目标

如果您比较懒散或感到不适，一天3500 至 5500 步。

如果您是个健康又活跃的中老年人，一天 6000 至 8500 步。

如果您是个健康又活泼的年轻人，一

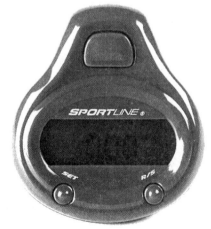

图 8.1　计步器是记录日常生活活动中走路步数和米数的小型工具

天 9000 至 13 000 步。

如果您轻松地实现了第一个目标，请继续努力并逐渐增加更多的步数。

记录好您的步数以便可以计算出每周的总步数（见表 8.4）。温馨提示：请记得制定一个符合现实情况的步行目标。

表 8.4　通过记录您每天的总步数和感受来保持动力

日期	步数	评论
01/07	3555	感觉很好，而且天气很好，我在公园里看到很多小鹿
02/07	5068	跟贝斯一起散步，我们进行了很愉快的交谈
03/07	4445	去商场购物，我看到很多人也在逛街
04/07	5789	在一条古老的运河旁与当地的漫步者一起散步；我还看到很多鸭子，非常可爱

购物。冬天来临时，如果遇到天气不佳或下午 5 点外面一片漆黑的时候，您可以尝试去当地的室内购物中心或商场，这些地方可以帮您在一个愉快而又安全的环境里步行。您也可与朋友去更有意思而且省钱的地方，记得不要带任何银行卡等相关物品。

养一个宠物。与狗一同散步，可使我们感到很放松；但您必须制订一个计划。

在假期里保持运动。假期里有很多有趣的事情值得我们去做，比如徒步走，打保龄球，跳舞，骑自行车，游泳，航行，划皮艇或者射箭。请积极主动联系家人、朋友，让他们一起去尝试新事物。

水上运动。基础水上运动对于您可能会是一个很好的选择。患臀部、膝盖或者背部疾病的人群通常提倡去做水上运动来减轻疼痛。您可每周做一些水上运动或陆地运动；最好每种都参与一些。如果您最近有心脏方面的问题，从健康方面考虑，在进行水上运动之前请先在陆地上运动一会儿，但请注意，在开始水上运动之前与您的医生或心脏康复人员核实一下自己的情况。水中健身是一个好的方式，您不需要把脸浸到水里，就能获得水的支撑力，可获得很好的锻炼效果。

涉及健康饮食的小技巧

仔细思考。一旦您决定为饮食做一些调整或改变，请从微小的改变开始，这样会很容易完成。然后逐渐把多个现实可行的改变融入进去，过一段时间就会变成习惯，从而转变您的饮食习惯让您变得更为健康（详情请见表 6.1）。

有意识地计划您的饮食。 如果您是一个有条理的人，你可试着以周或月为单位制订饮食计划，例如一周至少 3 次在家做饭。同时您需要估算一下自己的饭菜量。将食物事先用炉子烹饪，然后将食物分装在一人份的容器中，最后将容器放在冰箱里冷藏，这样可以随时拿出一小份自制的速食食物。除此之外，在此基础上，可加一些冷冻蔬菜，这样您就可即刻拥有快捷、简便又美味的一餐。最后请列出一个购物清单，以免冲动消费，这样的购物既实效又省钱。

让家人也融入到膳食计划中。 请跟他们讲明您做出改变的原因，以及鼓励他们也加入到您的计划中。尽可能多与其他人一起吃饭，这不仅对于社交和沟通非常有益，而且也可帮助家中的儿童养成健康的习惯。您得到的支持和鼓励越多，就会越坚定地坚持新习惯。

留意饮食量。 许多人经常在饮食时遵循光盘原则，这超出了他们真正的需求量。我们很容易吃过量，特别是当饭菜可口的时候我们愿意吃光盘中的所有食物。本书建议在外就餐的时候，请剩下三分之一的食物量，在家请尽量换成小号的盘子或碗盛放食物。

就餐时请细嚼慢咽。 细嚼慢咽有助于帮助我们消化食物，我们的身体需要 20 分钟才能发出吃饱的信号，所以饮食过快的人往往吃得过多，这超出他们体内所需的食物。在就餐时请尝试不要做其他事情，这样我们就可以感受到就餐带给我们的快乐和满足。

遵循膳食平衡盘计划。 膳食平衡盘里提供了种类繁多的食物可以使人饮食均衡健康。请每周尝试食用一些新的食物种类，牢记没有什么食物是可无限制食用的，所有食物都要适度享用。

虽然您即将阅读完这本书，但它只是您开启健康旅行的开始。 我们希望这本书能提供给您想知道的答案，并且可为您驱散身心的困惑。相信现在您已对生活充满信心，而且对未来的道路充满憧憬。这本书建议反复浏览，希望可帮助到您和家人、朋友。无论您现在是否正尝试着做出一个或多个改变，请记住随着时间的推移，日积月累将会给您带来很大的改观。您越积极地做出改变，就会越充满自信。反之，您感觉越好，就越可能会坚持这些改变。虽然现在已经是本书的末尾部分了，但它仅仅是您开启健康旅行的开始。

现在该是您蓄势待发的时刻了。

附录 A

帮助您形成计划的模板

下面的表格可以在 www. HumanKinetics. com/products/all-products/Healthy-Heart-Book-The 上找到

规划您的活动：少坐，多运动

我将会通过下面的方式少坐一会儿：

1. _____

2. _____

3. _____

4. _____

证明人_____ 日期_____

摘自 M. Thow，K. Graham，C. Lee，2013，《健康的心脏》一书（Champaign，IL：Human Kinetics）

规划您的活动：积累 30 分钟

我会通过下面的方式每天积累 30 分钟的活动

1. _____

2. _____

3. _____

4. _____

证明人_____ 日期_____

摘自 M. Thow，K. Graham，C. Lee，2013，《健康的心脏》一书（Champaign，IL：Human Kinetics）

计划您的规律运动

我会有计划地运动

1. 以＿＿＿＿＿＿＿＿＿＿＿开始＿＿＿＿＿＿＿＿＿＿＿＿＿＿＿＿＿＿＿＿＿＿＿

2. 以＿＿＿＿＿＿＿＿＿＿＿开始＿＿＿＿＿＿＿＿＿＿＿＿＿＿＿＿＿＿＿＿＿＿＿

3. 以＿＿＿＿＿＿＿＿＿＿＿开始＿＿＿＿＿＿＿＿＿＿＿＿＿＿＿＿＿＿＿＿＿＿＿

4. 以＿＿＿＿＿＿＿＿＿＿＿开始＿＿＿＿＿＿＿＿＿＿＿＿＿＿＿＿＿＿＿＿＿＿＿

证明人＿＿＿＿＿＿＿＿＿＿＿＿＿＿＿＿＿　日期＿＿＿＿＿＿＿＿＿＿＿＿＿＿＿

摘自 M. Thow，K. Graham，C. Lee，2013，《健康的心脏》一书（Champaign，IL：Human Kinetics）

对抗压力

使我烦恼的事情：

1. ＿＿＿＿＿＿＿＿＿＿＿＿＿＿＿＿＿＿＿＿＿＿＿＿＿＿＿＿＿＿＿＿＿＿＿＿＿＿

2. ＿＿＿＿＿＿＿＿＿＿＿＿＿＿＿＿＿＿＿＿＿＿＿＿＿＿＿＿＿＿＿＿＿＿＿＿＿＿

3. ＿＿＿＿＿＿＿＿＿＿＿＿＿＿＿＿＿＿＿＿＿＿＿＿＿＿＿＿＿＿＿＿＿＿＿＿＿＿

4. ＿＿＿＿＿＿＿＿＿＿＿＿＿＿＿＿＿＿＿＿＿＿＿＿＿＿＿＿＿＿＿＿＿＿＿＿＿＿

制订一些可以帮助我的计划：

1. ＿＿＿＿＿＿＿＿＿＿＿＿＿＿＿＿＿＿＿＿＿＿＿＿＿＿＿＿＿＿＿＿＿＿＿＿＿＿

2. ＿＿＿＿＿＿＿＿＿＿＿＿＿＿＿＿＿＿＿＿＿＿＿＿＿＿＿＿＿＿＿＿＿＿＿＿＿＿

3. ＿＿＿＿＿＿＿＿＿＿＿＿＿＿＿＿＿＿＿＿＿＿＿＿＿＿＿＿＿＿＿＿＿＿＿＿＿＿

4. ＿＿＿＿＿＿＿＿＿＿＿＿＿＿＿＿＿＿＿＿＿＿＿＿＿＿＿＿＿＿＿＿＿＿＿＿＿＿

摘自 M. Thow，K. Graham，C. Lee，2013，《健康的心脏》一书（Champaign，IL：Human Kinetics）

改变行为

我想要 _____

_____

_____

好处（利）：_____

坏处（弊）：_____

_____

_____

摘自 M. Thow，K. Graham，C. Lee，2013，《健康的心脏》一书（Champaign，IL：Human Kinetics）

如何保持积极活动的状态和永远健康的身体

目标：我想要保持积极活动的状态和健康的身体

问自己以下问题（最好把答案写下来）

1. 为什么我想要获得健康？ _____

_____

_____

2. 过去我喜欢进行什么运动？ _____

_____

_____

3. 我现在喜欢做什么运动和锻炼？什么时候做？和谁一起？（打电话给他们，确认一下时间和日期，记住，不要在短时间内做太多，一段时间加一个新的项目） _____

_____

_____

_____

4. 什么事情会让我停下来——天气，金钱问题，工作太忙，家务太多？

_____

_____

_____

_____

5. 日常工作之外，我会做什么？

_____

_____

_____

6. 对于我的努力，怎样奖励自己？

_____

_____

_____

摘自 M. Thow，K. Graham，C. Lee，2013，《健康的心脏》一书（Champaign，IL：Human Kinetics）

附录 B

健康食物替换表

从您现在吃的食物中做微小的改变比较容易开始，因为逐渐的变化是比较容易接受的。尝试进行这些简单食物的替换，并在您的饮食中降低饱和脂肪和卡路里的摄入。

吃饭时间	被替代的食物	试试这些食物	节省的热量（千卡）	节省的饱和脂肪（克）
早餐	糖泡芙（50克），加100毫升牛奶	燕麦片（50克）加水和100毫升半脱脂牛奶	27	0.4
	一杯250毫升纯橙汁	一杯150毫升纯橙汁	47	0
	一杯咖啡，加一勺糖和30毫升纯牛奶	一杯咖啡，加人工增甜剂和30毫升半脱脂牛奶	53	0.1
上午茶	一杯茶，加两勺糖和30毫升牛奶	一杯茶，加人工增甜剂和30毫升半脱脂牛奶	53	0.1
	两块易消化的巧克力饼干	两块佐茶饼干	84	4.2
午餐	涂上12克黄油的白面包卷55克	低脂全麦面包10克	50	5
	乳酪40克	一片火鸡胸肉35克	120	8
	盐和酸味薯片，34.5克	附餐沙拉——生菜，圣女果，黄瓜，芹菜和水芹（50克）	165	1
	小袋的番茄汤	自制红豆汤（详见附录C的食谱）	40	1
	一听可乐（330毫升）	一听健怡可乐（330毫升）	137	0
下午茶	一杯茶，加两勺糖和30毫升牛奶	一杯茶，加人工增甜剂和30毫升半脱脂牛奶	53	0.1
	小苹果派	一把干果或者坚果（40克）	72	2

续表

吃饭时间	被替代的食物	试试这些食物	节省的热量（千卡）	节省的饱和脂肪酸（克）
晚餐	裹面油炸鱼，油炸薯片	健康烤鱼和薯片，配豌豆（见附录 C 的食谱）	51	2
	两勺冰淇淋	新鲜草莓 80 克，配低脂天然酸奶 50 克	200	7.5
	一整杯牛奶（200 毫升）	200 毫升半脱脂牛奶	30	3
夜宵	2 片涂 20 克黄油和果酱的煎小麦面包片	两片全麦低脂烤面包	23	8
	一袋热巧克力 56 克，配全脂牛奶 200 毫升	一杯薄荷茶	248	0
总共	3426 千卡	1973 千卡	1453	42.4
	65 克饱和脂肪	15.6 克饱和脂肪		

备注：每天健康饮食计划以每日指导数量为基础，一个正常、健康女性平均每天摄入 2000 千卡热量，20 克脂肪，90 克糖和 6 克盐。全部热量数值基本源于主流超市网页

附录 C

健康食谱

胡萝卜奶油酱豆汤

4 人量

准备时间：15 分钟

烹饪时间：40 分钟

原料：

三个中等大小的胡萝卜，去皮并切片

两勺或 10 毫升植物油

900 毫升或者 1.5 磅（1 磅＝0.45 千克）鸡肉或者蔬菜高汤

150 毫升或者四分之一磅半脱脂牛奶

一个洋葱去皮、切碎

一罐金甲豆

一大汤匙玉米淀粉

切碎了的新鲜香菜

方法：

1. 用葵花籽油炸胡萝卜和洋葱，炸到松软，然后加高汤炖 30 分钟。

2. 将其用手动搅拌器搅拌或者捣碎直到最佳状态。

3. 玉米淀粉与牛奶均匀混合，再加入汤中，然后煮沸，直至翻滚。

4. 放些豆酱在高汤中。炖上几分钟。

5. 配以香菜末和硬皮面包食用。

红豆汤

2 人量

准备时间：15 分钟

烹饪时间：30 分钟

原料：

两个大的胡萝卜，去皮切成小块

一个中等大小的洋葱，去皮切成小块

4 汤勺或者 50 克红豆

568 毫升或者 1 磅鸡肉或者蔬菜高汤

新鲜的香菜末

制作方法：

1. 把胡萝卜、洋葱和高汤放在一个容器内。

2. 烧滚后，搅拌着放入红豆，降温炖 30 分钟直到蔬菜变软。

3. 配以香菜末和硬皮面包食用。

意式番茄和罗勒卷

1 人量

准备时间：10 分钟

做饭时间：5 分钟

原料：

1 个脆皮意大利面包卷，中间切开

1 瓣大蒜，剥皮切一半

1 勺或者 15 毫升橄榄油

2 个成熟的番茄

一些新鲜的罗勒叶

黑胡椒粉

方法：

1. 番茄切块后放入大碗中。

2. 加入橄榄油搅拌，加入新鲜的罗勒叶和黑胡椒粉，放置一边。

3. 放上脆皮意大利面包卷，各在切端紧挨放半瓣大蒜。

4. 在脆皮意大利面包卷上加一勺番茄块，加黑胡椒粉调味，即可食用。

三文鱼、韭菜和红辣椒煎蛋饼

4 人量

准备时间：15 分钟

烹饪时间：20 分钟

原料：

200 克或 8 盎司（1 盎司＝28 g）煮熟的新土豆

2 汤匙或 30 毫升油菜籽油

4 个大鸡蛋，搅拌均匀

适量的红辣椒，去籽和切片

适量的韭菜，去根并切碎

干燥或新鲜的香菜

适量的罐头三文鱼，晾干水，制成卷

应季的黑胡椒

做法：

1. 把土豆切成薄片。

2. 在一个 22 厘米的不粘锅中加热油；加入土豆、辣椒、韭菜；烹饪 5 分钟直到它们变软并呈金黄色。

3. 把鸡蛋和香菜放在一起搅拌并加入应季黑胡椒。

4. 将三文鱼放入锅中，淋上鸡蛋液。低温烹饪 5 分钟或直到菜、肉和煎蛋饼已经成块。最后用高温烤一下直到它变得坚硬并呈金黄色。

5. 将之分为 4 份，每一份都配上全麦面包和许多沙拉。

快速烹饪鸡腿肉

4 人量

准备时间：15 分钟

烹饪时间：35 分钟

原料：

1 汤匙或 15 毫升油菜籽油

4 块去皮的鸡腿肉或 4 块小的鸡胸肉

1 个红色洋葱，去皮，切碎

1 瓣蒜，去皮，拍碎

1 个红辣椒，去籽，切成厚片

2 汤匙或 10 毫升辣椒粉

300 毫升或 1/2 磅的鸡汤

3 汤匙或 45 毫升番茄酱

黑胡椒（调味）

做法：

1. 在一个大平底锅中将油加热，将鸡肉煎 5～6 分钟直到它变成黄褐色（鸡腿肉要比鸡胸肉用时更长）。捞出后将油沥干。

2. 加热剩余的油炒蒜、洋葱和辣椒 3～4 分钟。

3. 再将鸡肉放入锅中，撒上辣椒粉并淋上汤。

4. 加入番茄酱和黑胡椒，煮至沸腾。

5. 小火炖 20 分钟直至鸡肉煮熟。

6. 配上新鲜的米饭或土豆，旁边放上大量的蔬菜。

快速烤鱼及薯条

2 人量

准备时间：15 分钟

烹饪时间：30 分钟

成分：

2 份 150 克或 26 盎司厚的鳕鱼排

2 片谷物或全麦面包做成的面包屑

1 个鸡蛋，打碎

黑胡椒（调味）

2 片新鲜柠檬用于配饰

做法：

1. 预先将烤箱加热至 200℃（400℃，煤气炉 6 档）。

2. 将面包屑放入不粘的平盘中，在烤箱中烤 10 分钟。

3. 将鸡蛋放在一个浅盘子里，鱼的两面都沾上黑胡椒，再将鱼的两面都沾上鸡蛋及面包屑。

4. 放入不粘的烤盘上，放入烤箱至少 20 分钟直到它变得金黄并且全熟。

5. 配上自制的薯片、豌豆及新鲜的柠檬。

提示：将面包屑放在食品加工机上，利用研磨器调至所需的状态。隔夜的面包更容易操作。

自制烤薯片

2 人量

准备时间：10 分钟

烹饪时间：40 分钟

成分：

360 克或 2 个中等大小的土豆，洗净，去皮

2 汤匙或 30 毫升的橄榄油

黑胡椒（调味）

做法：

1. 将烤箱预先加热至 200℃（400℃，煤气炉 6 档）。

2. 将土豆洗净，切成厚厚的、大块的薯片。

3. 煮 5 分钟，沥干水，加入橄榄油，使之与薯片充分混合。

4. 放在预热的不粘烤盘上，撒上黑胡椒，放在烤箱的顶层烘烤 30 分钟。

亦可在涂油之前，在土豆切片上撒上 1 或 2 汤匙辣椒粉或咖喱粉。

辣味通心粉

2 人量

准备时间：5 分钟

烹饪时间：12 分钟

成分：

150 克或 6 盎司的干的意大利面

1 汤匙或 5 毫升的橄榄油

1 个蒜瓣，剥皮，切碎

1 个小辣椒，去籽，切成薄片

一把新鲜的紫苏叶

400 克切碎的番茄

2 汤匙或 30 克磨碎的芝士粉

黑胡椒

做法：

1. 用不粘锅加热油，放入大蒜和辣椒。1 分钟后，将紫苏叶放入油中混合。

2. 将锅里的食材捞出，放在一边，加入切碎的番茄，然后把上述辣椒混合物放回锅中，煮 10 分钟制成番茄酱。

3. 同时，在一大锅沸腾的水里煮意大利面。

4. 沥干意大利面，加入番茄酱。

5. 撒上一些碎的芝士粉和黑胡椒调味。

墨西哥辣肉酱

4 人量

准备时间：15 分钟

烹饪时间：30 分钟

原料：

1 个大洋葱，去皮，切碎

1 个红色或绿色的辣椒，去籽，切碎

2 汤匙或 10 毫升的菜籽油

200 克精瘦牛肉

400 克切碎的番茄或香草

200 克锡纸红芸豆，沥干

200 克长粒大米

1 个或 2 个大蒜，剥皮，切碎

1 汤匙或 15 毫升番茄泥

1 汤匙或 5 毫升辣椒粉

做法：

1. 用不粘锅将肉末煎至褐色，从锅中取出并保温。

2. 把锅里的油加热，把洋葱和辣椒炒 3 分钟，炒到质软。

3. 加入大蒜，煎 30 秒。

4. 加入棕色的肉泥和辣椒粉，搅拌均匀。

5. 加入番茄、红芸豆和番茄泥，烧开，炖 20 分钟。

6. 配大米饭食用。

烘焙巧克力香蕉

2 人量

准备时间：5 分钟

烹饪时间：20～30 分钟

成分：

2 个中等大小的熟香蕉

12 粒巧克力

纯天然酸奶

做法：

1. 用一把锋利的刀，将每根香蕉（保留皮）纵向切开，保留香蕉底部的皮的完整性。

2. 沿开口边分别插入 6 个巧克力豆，把香蕉用锡纸包裹。

3. 在烤箱烤 20～30 分钟，直到香蕉变软，巧克力融化。

4. 把香蕉从锡纸和皮上剥离。

5. 搭配几汤匙天然酸奶。

简单的果冻

4 人量

准备时间：5 分钟

烹饪时间：3～4 小时

原料：

1 包草莓或覆盆子的无糖果冻

300 克新鲜、冷冻或罐装浆果（草莓、覆盆子、黑莓）

做法：

1. 按包装说明溶解果冻，如果使用罐头水果，可以用果汁以替代冷水来溶解果冻。

2. 倒入一个大的果冻模具或 4 个单独的盘子。放置在冰箱中直到部分凝固。

3. 加入水果，放回冰箱，直到完全凝固。

注意：在添加水果之前，让果冻部分凝固，防止水果掉落到盘底。但如果您不愿意等的话，也可以在把果冻倒进模具里的同时加入水果。

附录 D

存放入橱柜、冰箱和冰柜的必需品

一些健康的食谱包括基本的储藏必需品，它们通常可以储存很长时间。以下是一些建议，您可以选择您喜欢的，然后逐渐地积累您的库存。

面包，米饭，土豆，意大利面及其他淀粉质食品

像通心粉、意大利细面条这样的意大利面可以尝试全麦品种的

鸡蛋或米粉

大米（像褐色的、长粒的印度香米或意大利米）

粗麦粉

面包，比如：玉米饼、皮塔饼，可以尝试全麦品种

面粉，比如：白色的、全麦的或玉米粉

水果和蔬菜

水果罐头：如橘子罐头、水果"鸡尾酒"或菠萝罐头

不含糖的纯果汁：如苹果的、橘子的、番茄的或菠萝果汁

冰冻混合浆果

蔬菜罐头：如豌豆、胡萝卜、甜玉米和番茄罐头

冷冻蔬菜：如豌豆、青豆、西蓝花和花椰菜

肉、鱼、蛋和豆类

小的或中等大小的鸡蛋

鱼罐头，如鲑鱼、沙丁鱼、鲭鱼和金枪鱼罐头：试着加上各种各样的番茄酱、葵花籽油或橄榄油，或者泉水

冷冻鱼，如鲑鱼、鳟鱼

豆类，如扁豆、鹰嘴豆、芸豆、黄油豆，和肉汤混合

牛奶及乳制品

经超高温处理的保质期长的牛奶

低脂的天然酸奶

低脂的鲜奶油

低脂的奶酪

调味品、油、醋、香料和香草

橄榄油，菜籽油，植物油

低脂油

香醋

白葡萄酒醋

番茄酱，芥末，辣酱油

含蔬菜、鸡肉、火腿或牛肉等的固体汤料

咖喱粉或酱

辣椒粉或酱油

辣椒

黑胡椒

混合香草

牛至（又称奥勒冈草、披萨草）

西芹

迷迭香

百里香

附录 E

运动方案

我选择哪种运动方案?

在您开始运动之前，需要选择一个适合自己的运动方案

1. 如果您在平衡方面有问题，选择方案 1（见下文图中身穿浅色 T 恤模特的示范）

2. 如果您没有平衡问题，选择方案 2（见下文图中身穿深色 T 恤模特的示范）

一旦您选择了合适的方案，请记住以下内容：

- 训练方案中应包括热身、锻炼和放松。始终按照建议的顺序进行练习。

- 热身和放松时应感到轻松，所以要慢慢做。

- 锻炼的时候，选择一种适合自身的速度进行锻炼。当您第一次锻炼时，可以缓和地进行。等您已经习惯了这个锻炼方案时可以提速，同时您会变得更健壮，更有自信。

- 在锻炼过程中，您的锻炼水平应该在 4～6 之间（参见本附录末的运动量表）。将您的锻炼水平从低水平（4～5）开始。经过几个星期的规律锻炼，然后把您的水平提高至 6。复习如何使用运动量表，参见第 4 章。

- 通过参考第 5 章"保证安全"的部分调整锻炼，确保运动的安全性。

- 如果您有心绞痛的症状，参考第 1 章中的"当您认为心绞痛发作时，应该做什么"来调整。

开始您的运动方案

- 复制或者剪切下此附录后面的运动量表，把它贴在墙壁上与视线平齐的水平，这样就可以很容易地看到它。看着运动量表，想一下当您运动的时候感觉如何。

- 复制或剪切下来这些运动的动作，并把您的运动方案粘贴在墙上运动量表的旁边。

每次您准备开始运动方案前，请做好以下工作：

- 准备好场地，以便有足够的空间活动。
- 在一个有窗户的房间里运动，如果太热了您可以打开窗户。
- 穿着宽松舒适的服装，使您可以随意运动。
- 穿支撑性好的平底鞋（如果您有运动鞋最好）。
- 补水。准备好一瓶水，在运动的过程中按需补充水分。
- 放点音乐。不宜选用节奏过快的音乐，适宜选用有趣、欢快而充满活力的音乐。

提高期

如果您注意到这项运动对您来说很容易，有三个选择使它更具挑战性。在运动方案的锻炼部分，您可以做以下一个或多个选择：

1. 增加每次练习的时间，在每一个方案中都要阅读里面的建议。
2. 移动速度更快，使您的步伐更大。
3. 每只手拿一个小的手持工具或使用一个小水瓶。把水倒掉、标签撕掉，这样更容易持握，把大米、小扁豆、沙子或石子装入瓶子然后称重（厨房秤很有帮助）。从 0.5 千克开始，然后增加到 1 千克，然后再增加到 1.5 千克。记住在热身和放松过程中不要手持重物。

方案 1

这个方案需要 30～45 分钟。您需要手持两小瓶水或重物作为这个运动方案的一部分。按这个顺序做练习：

1 至 8

重复 1 至 8

9 至 12

重复 9 至 12

13 至 24

重复 13 至 24

12 至 1（从 12 倒退做回 1）

25 至 30

当您感觉运动过程变得轻松而简单时，请尝试下面其中之一：

- 添加重复 13 到 24 的第三组。
- 延长花在 13 到 24 动作上的时间，每个动作延长到 1 分钟。

热身

- 坐在一个直立的椅子（没有扶手的椅子）上。
- 保持良好的姿势。尽量不要向后靠在椅子上。坐直，拉伸您的腹部肌肉。如果在整个运动方案中您需要靠在椅子上休息一下，那么也是可以的，但是您最好尽快地再次坐直。
- 开始的时候双脚分开放在地板上，保持与髋同宽的距离。然后手掌向下放到大腿上。

每个动作练习 10 次

1. **向一侧肩部看齐**——向左 5 次然后回正再向右 5 次然后回正。
2. **轻抬脚趾**——脚趾上下轻抬。

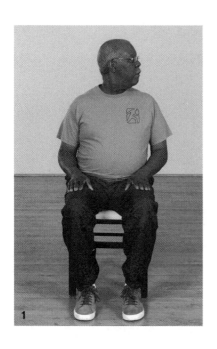
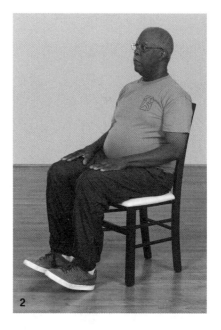

3. **踝关节环绕**——每个方向环绕左脚踝 5 次，然后每个方向环绕右脚踝 5 次。

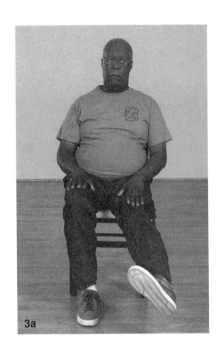
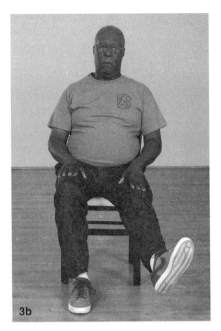

4. **脚跟着地**——左脚跟在前面，然后归位。右脚跟在前面，然后归位。连续从左到右交替。

5. **行军步**——快速抬起脚像行军一样；右，左，右，左，继续反复。

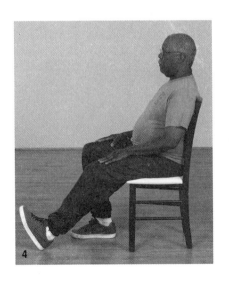
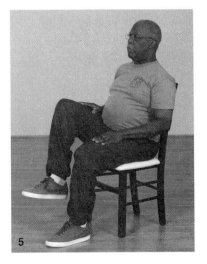

6. **抬脚跟**——稳定地上抬双侧脚跟然后放下。

7. **侧点地**——向左侧点脚，然后回到原位。把向右侧点脚，然后再回原位。继续，左右交替。

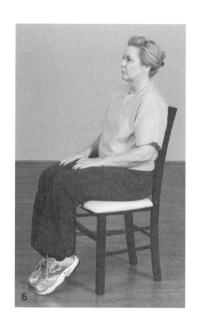
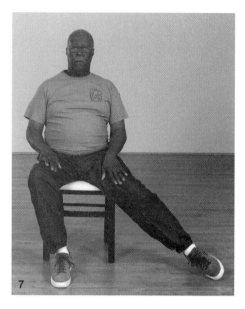

8. **膝盖伸直**——伸直左膝，然后回位。伸直右膝，然后回位。每次试着让您的膝盖完全伸直。持续交替进行。

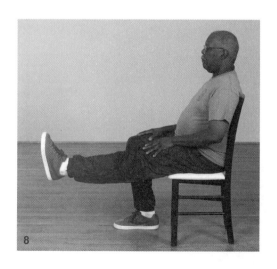

9. **轻抬脚趾同时耸肩**——在上下耸肩时，做轻抬脚趾（如前）的动作。

10. **脚跟着地同时前臂弯曲**——在弯曲和伸直肘部同时脚跟着地（如前）。

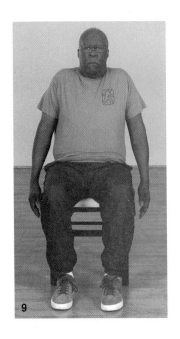 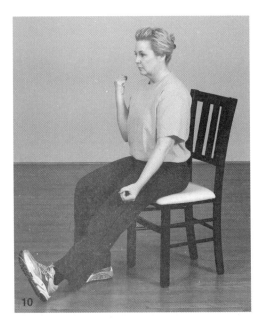

11. **抬脚跟向前出拳**——抬脚跟（如前）同时向前出拳并返回。

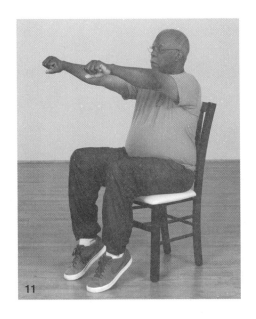

12. **侧点地同时侧出拳**——向一侧点脚（如前）同时向双侧出拳。

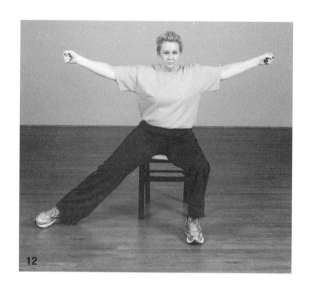

锻炼

- 起立。把椅子放在前面，这样您就可以靠在椅子上保持平衡。使用一个足够高的椅子，以保证您不会前倾。您也可以使用桌子、窗台或厨房的工作台面。

- 保持良好姿势。站直，拉伸您的腹部肌肉。

- 首先，练习下文介绍的 16、20 和 24 三个坐着进行的动作。当运动开始变得轻松的时候，您可以站起来锻炼这三个动作，并举起水瓶或轻物体同时进行行军步。

每个运动 30 秒

13. **抬脚跟**——踮起您的脚尖，两只脚同时做，保持慢慢地有节律地做。

14. **踢臀**——让脚后跟踢到您的臀部。左右交替进行。

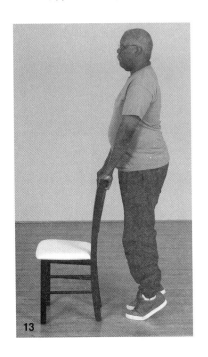 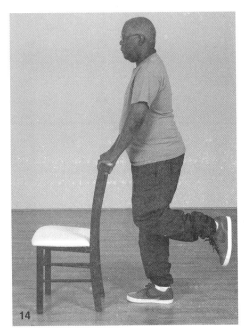

15. **侧点地**——用您的脚趾头侧点地，然后回到开始的位置，左右交替进行。

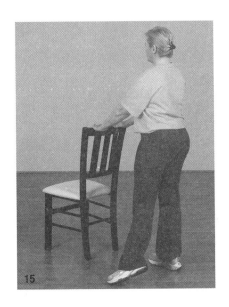

16. **坐下**——脚跟着地同时前臂弯曲（两只手里拿着小水瓶或双手可提的物体）。

17. **就地行军**——双足踏步，轮流在原地抬高双脚。

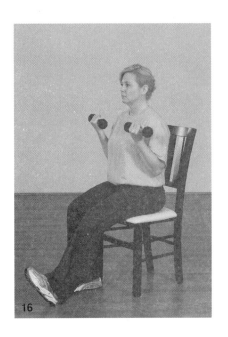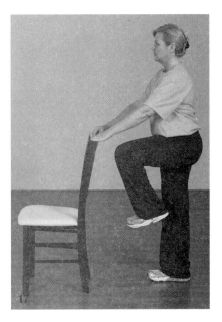

18. **向后点地**——一只脚向后点脚尖，然后回到开始的位置，继续，左右交替进行。

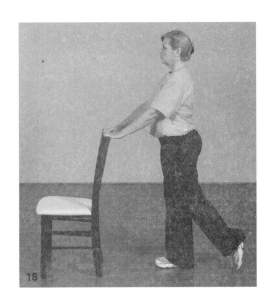

19. **侧点地**——用您的脚趾头侧点地，然后回到原来的位置。左右交替进行。

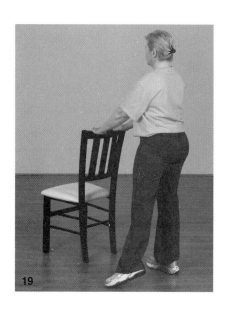

20. **坐下**——向一侧点脚同时向两侧伸拳（两只手里拿着小水瓶或双手可提的物体）。

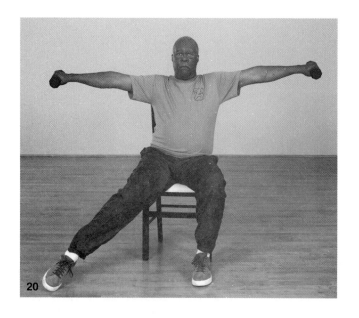

21. **半蹲**——将足底贴于地面伸臀弯曲膝盖，保持脚后跟紧贴地面。再次站直。

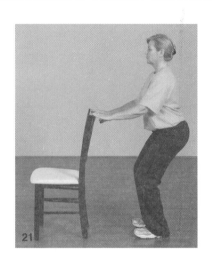

22. **推墙**——像用力推墙壁那样。面对墙面站立，双手放于墙面与肩同高，先后弯曲、伸直肘部。在做这项运动的时候，请保持您腹部肌肉收缩，背部挺直。如果要增加难度，使双脚和墙面的距离更远。

23. **坐立**——在椅子边上，站直，保持您的膝盖后侧紧贴椅子然后坐下。若想简单点做，把手放在大腿上前推帮助完成，若想增加难度，不用手前推。

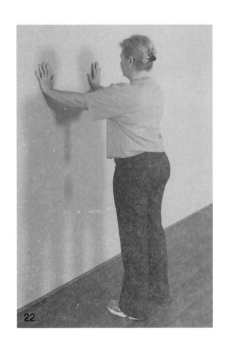

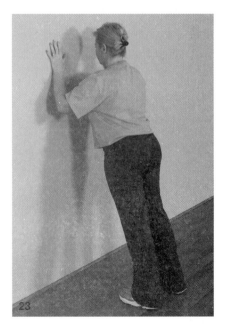

24. **坐下**——轻抬脚趾并向前伸臂（两只手里拿着小水瓶或双手可提的物体）。

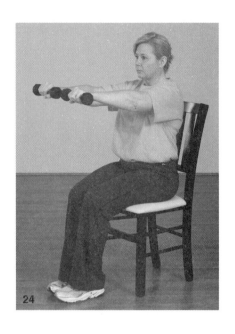

放松

首先做一些与热身相反的运动，按照从 12 到 1 反过来做。

拉伸

● 每一个拉伸动作做 15～20 秒。

● 不要屏住呼吸，在拉伸的时候慢慢地深呼吸，这有助于放松肌肉。

● 每一个拉伸动作都尽可能完成，您会感到轻微不适但不应感到疼痛。

25. **拉伸上背部**——双手臂围成一个环状，让手远离身体同时微收下颌。

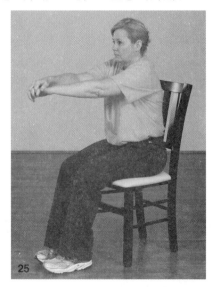

26. **拉伸胸部**——将手掌放在腰背部，同时向后挤压肘部。如果胸部有伤口，在手术后 5 周开始做这项拉伸动作。这是一项非常好的拉伸运动，循序渐进去做，不要强迫。

27. **拉伸肩部**——让一只手臂环绕身体，用另一只手按压来伸展。

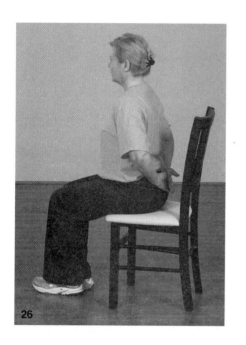 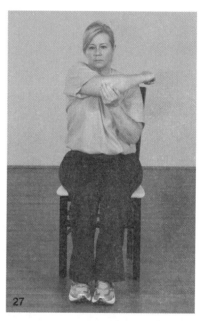

28. **拉伸腿筋**——坐到椅子的边缘，将一条腿伸直，脚后跟贴着地板，将手放在另一条腿上保持平衡，身体直立，臀部前倾，伸直侧的脚趾翘起。然后换另一侧做同样的动作。

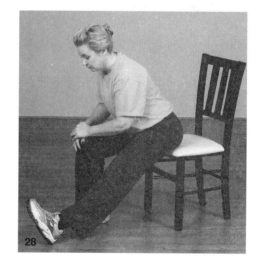

29. **拉伸躯干**——将左手放在左臀部，右手放在右肩。向左倾斜，右肘部尽可能上抬，不要前倾。然后以相反的方向做同样的动作。

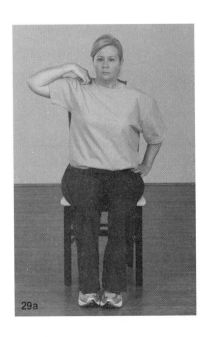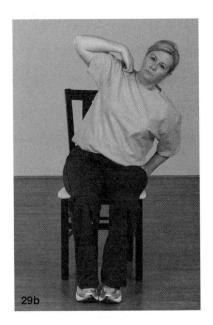

30. **深呼吸放松**——把手放在腹部，放松双肩，放松面部的肌肉（放松前额及眼周）深吸气然后深呼出。吸气慢慢地数到 3，然后呼气慢慢地数到 4。重复10 次（更多关于深呼吸内容见第 7 章）。

方案 2

这一节需要 45～60 分钟

请按顺序做运动

1 到 7（每次 30 秒）

8 到 14——单侧上肢运动，左右上肢交替进行（每次 30 秒）

8 到 14——两侧上肢运动，两侧上肢同时进行（每个 30 秒）

15 到 26——每个 1 分钟

15 到 26——每个 1 分钟

14 到 1（反向进行）

27 到 35

当运动变得很容易的时候，尝试以下几个方法：

增加 15～26 运动上您所花费的时间到 1 分 30 秒。

当您在做 15、17、19、21、23、25 运动的时候，双手各持小水瓶或双手可提的物体。它们不应让您感到疼痛。如果您感到非常累的话，把小水瓶放下。

热身

● 保持良好的姿势。站直，双脚分开与髋同宽并且拉伸您的腹部肌肉。

● 控制您的步伐，请柔和地移动脚步。

1. **脚跟着地**——右脚跟向前着地，然后归位，左脚跟向前着地，然后归位，继续，左右交替进行。

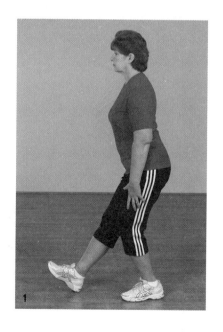

2. **侧点地**——向右侧点脚，然后归位，向左侧点脚，然后归位，继续，左右交替进行。

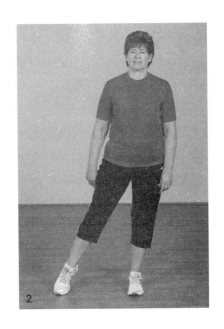

3. **向后点地**——一只脚向后点脚尖，然后回到开始的位置，继续，左右交替进行。

4. **两侧迈步**——向右侧迈步，然后回到中间，向左侧迈步，然后再回到中间，继续，左右交替进行。

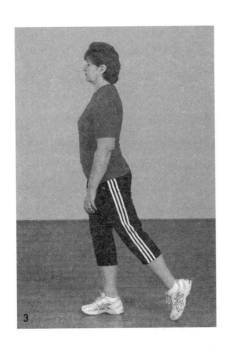

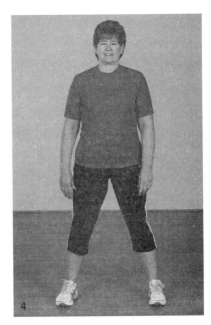

5. **原地行军踏步**——左，右，左，右行军踏步，脚步要轻。

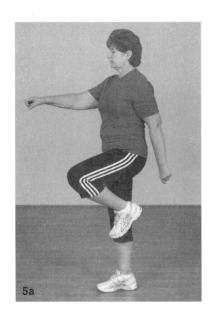

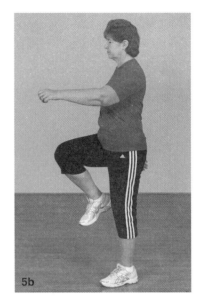

6. **侧屈腿**——开始时，双脚分开，左脚跟踢右臀，然后右脚跟踢左臀，继续，左右交替进行。

7. **膝盖抬起**——提升左膝盖到臀部的高度，然后放下，继续，左右交替进行。

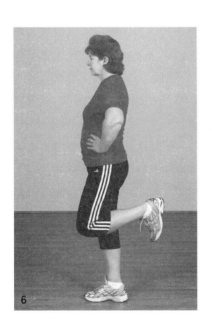

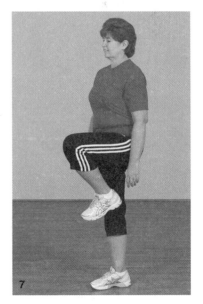

8. **脚跟着地同时前臂弯曲**——向之前一样用脚跟着地同时弯曲手肘，然后换另一侧。

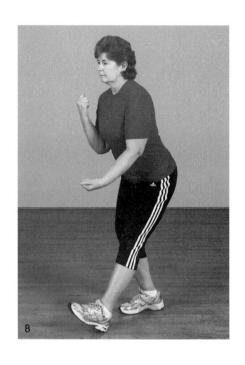

9. **侧向提升**——向右侧轻点右脚趾，同时举起双侧的手臂，然后回到开始的位置，继续，左右交替进行。

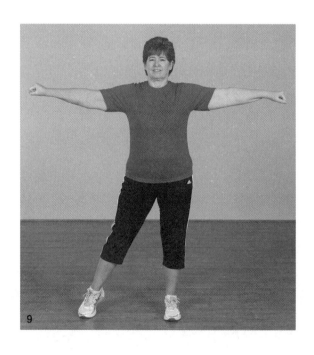

10. **向后点地同时摆肩**——像之前一样向后点地，同时向前摆臂，继续，左右交替进行。

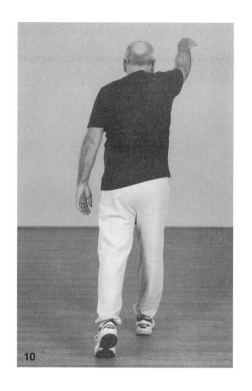

11. **侧方迈步同时侧方出拳**——像之前一样向右侧迈步，向右侧伸出右拳然后向右侧伸出左拳，继续，左右交替进行。

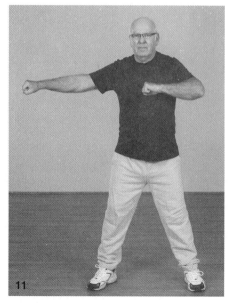

12. **行军踏步伴摆臂**——原地行
军踏步，摆臂。

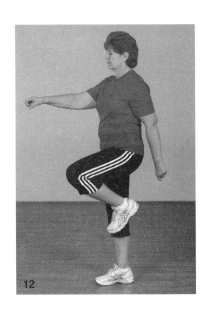

13. **侧屈腿伴上臂上提**——像之前一样侧屈腿。握拳并且上下运动，肘部应
达到肩部的高度（像拉上拉链一样）。

14. **抬膝，双手轻拍膝盖**——抬起右膝与臀部同高，用手拍膝盖，然后抬起
左膝同时用手拍膝盖，继续，左右交替进行。

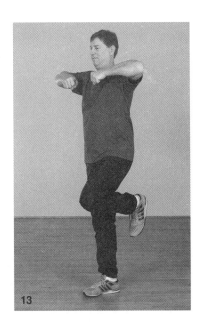

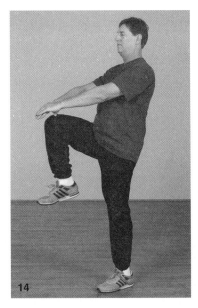

锻炼

15. **坐立运动**——走到椅子的边缘，站直，确保膝盖后侧接触到椅子，并且坐下。为了增加难度，请不要用手支撑大腿并且当您站立的时候把手向前伸。

16. **侧点地同时出双拳**——像之前一样侧点地同时向上伸拳。

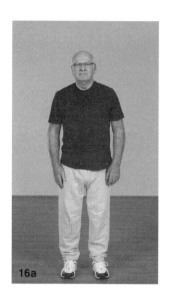
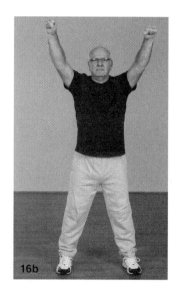

17. **脚跟着地同时前臂屈曲**——像之前一样脚跟着地，伴随双侧前臂屈曲（双上肢同时）与肩同高。

18. **蹲坐**——臀部翘起，膝屈曲，保持脚跟紧贴地面。再站起。屈膝时双手向前伸。

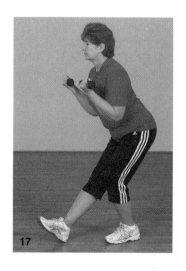
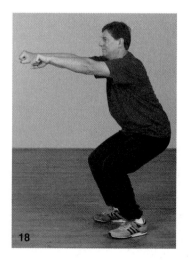

19. **向后点地**——首先像之前一样向后点地，保持肘部屈曲与肩同高，向前后压双肘。

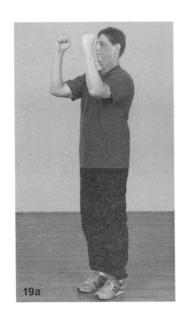 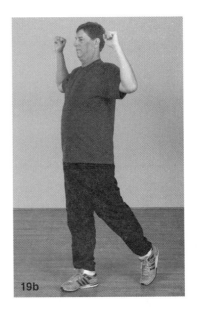

20. **抬膝伴双手伸出**——像之前一样单膝抬起，同时上举双拳过头。

21. **双手交叉侧迈步**——向侧方迈步，同时于背后交叉双手。

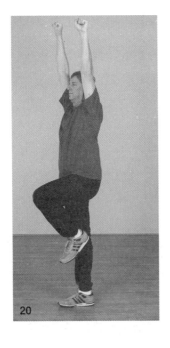 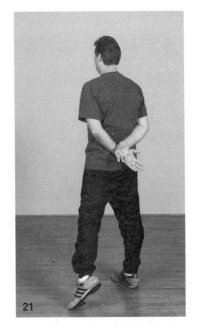

22. **推墙**——与方案 1 中的运动 22 相似。面对墙站立，双手与肩同高放于墙面，然后双手肘屈曲、伸直。在做此练习时收缩腹部肌肉，保持背部直立。双脚远离墙面可增加练习难度。

23. **行军踏步伴攀爬**——原地行军踏步，假装用胳膊在爬绳子。

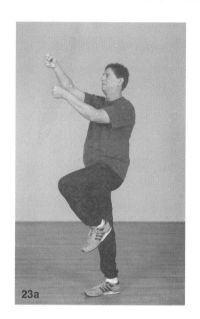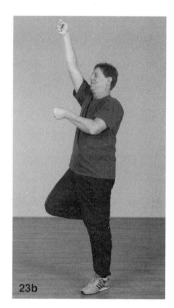

24. **侧屈腿，横向牵拉**——侧屈腿动作，同时于站立位前伸双肘再于屈腿时拉回双肘，双臂一起挤压肩胛骨。

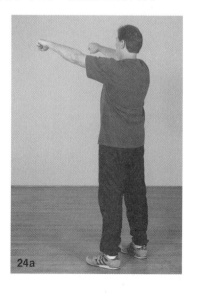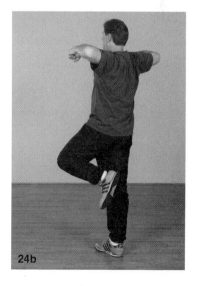

25. **抬膝，双臂上推**——抬膝，同时上举双拳超过头顶。

26. **上抬脚跟，摇摆上臂**——双脚跟抬起，同时向上、向前摆动上臂。

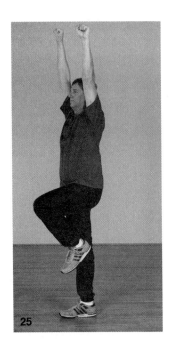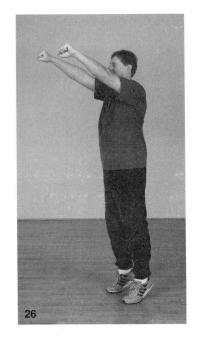

放松

与热身相反，从动作 14 到 1 反向运动。

伸展：

- 每一次伸展持续 15 到 20 秒。
- 不要屏气。拉伸时缓慢深呼吸，这有助于肌肉放松。
- 做最大程度的拉伸，这不应让您感到疼痛，但会感到轻微不适。

27. **拉伸肩**——一手越过身体，用另一只手帮助按压拉伸。让您的步伐小步缓慢移动。

28. **拉伸肱三头肌**——左手放置于左肩膀，右手上推左侧肘关节，直到您感觉左臂背部有拉伸感。然后，拉伸另一只胳膊。

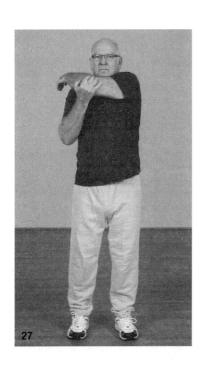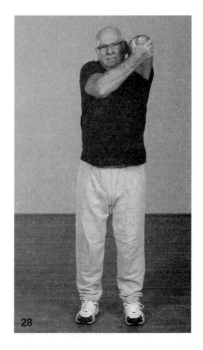

29. **拉伸脖子**——看右肩膀，然后看左肩膀。让您的步伐小步缓慢移动。

30. **拉伸腿筋**——膝盖屈曲，将身体重心移至一条腿上，另一只脚跟放在前边。翘起臀部。双手放置于屈曲的腿上保持平衡，重心从臀部向前倾。另一侧也做同样的拉伸。保持您的手臂缓慢弯曲移动，这样您将逐渐减小心脏工作负荷，而不至于使之突然停止，而且可以保持血液缓慢流动。

31. **拉伸小腿**——一条腿后退一大步。保持后腿伸直，脚跟紧贴地面，弯曲前腿的膝盖。身体略向前倾。另一侧肢体做同样的拉伸。双上肢做耸肩动作。

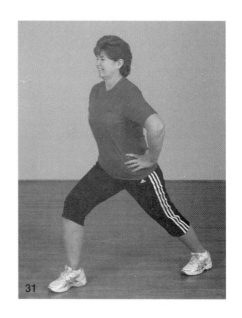

32. **拉伸股四头肌**——手放置于墙壁以保持平衡。左腿屈曲，左手握住左脚、袜子或裤腿处（任何您能触碰到的位置）。向臀部牵拉脚跟。保持身体直立。

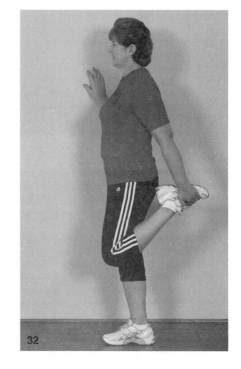

33. **位伸胸部**——双手后置于背部，向后挤压肘部。如果您有胸部外伤，于术后 5 周开始此项拉伸运动。这是一项有益的拉伸动作，但不要强迫练习，要循序渐进。

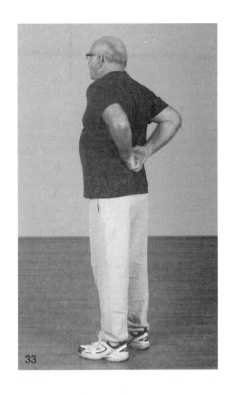

34. **拉伸上背及肩胛骨**——双上臂做画圈运动。尽量前推双手，收下颌。

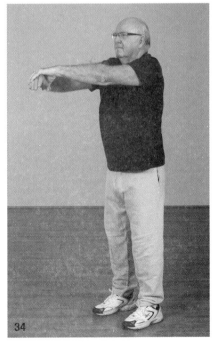

35. **深呼吸放松**——双手放于腹部。放松双肩。放松面部肌肉（前额及眼部肌肉不紧张）。深吸气后再深呼气。吸气时慢数到 3，呼气时慢数到 4，重复 10 次。（更多深呼吸内容详见第 7 章。）

运动量表：留意身体发出的信号

运动量		肌肉及呼吸的变化	语言测试
0	完全放松	放松呼吸，肌肉放松	运动时可唱歌、吹口哨
1	量小运动量	正常呼吸，无肌肉牵拉	
2	非常轻微的运动量	刚刚意识到深呼吸，轻微肌肉牵拉	
3	稍轻微运动量		
4	轻微的活动	深呼吸，肌肉轻度牵拉	运动时可正常交谈
5	中度运动量	呼吸加深、明显肌肉牵拉，但程度适中，可继续运动	
6	稍费力运动量		
7	费力运动量	呼吸明显加深，肌肉进一步牵拉，自我感觉将要减慢速度	运动时很难成句交谈，气喘吁吁
8	非常费力运动量		
9	特别费力运动量	所经历过最艰难的运动；肌肉及呼吸均达到较高限度	
10	最大运动量	可接受的最大运动量；大多数人无法承受	

附录 F

必要的联系人和组织

关注酗酒

64 Leman Street

London E1 8EU

电话：020 7264 0510

网址：www. alcoholconcern. org. uk

反对酒精滥用的（英国）全国性的酒精关注慈善团体

酒精匿名组织（AA），英国总部

P. O. BOX 1

10 Toft Green

York YO1 7NJ

电话：0190 464 4026

酒精匿名组织（AA），苏格兰总部

Baltic Chambers

50 Wellington Street

Glasgow G2 6HJ

电话：0141 226 2214

网址：www. alcoholics-anonymous. org. uk

通过当地组织给需要戒酒的人们以信息和帮助的世界范围的慈善机构

吸烟和健康的行动组织（ASH）

First Floor

144-145 Shoreditch High Street

London E1 6JE

电话：020 7739 5902

电子邮件：enquiries@ash. org. uk

网址：www.ash.org.uk

通过当地的分支机构提供关于戒烟的免费信息的国家组织。

血压协会

60 Cranmer Terrace

London W17 0QS

电话：020 8772 4994

信息热线：0845 241 0989（星期一至星期五，上午 11 点至下午 3 点）。

网站：www.bpassoc.org.uk

为高血压患者提供有关病因、治疗和建议的信息和建议。

英国心血管预防与康复协会（BACPR）

c/o BCS

9 Fitzroy Square

London W1T 5HW

电话：020 7380 1919

网站：www.bacpr.com

提供、发展和改进核心标准，以确保在英国的心血管疾病预防与康复实践
和规划安全进行的注册的慈善机构。

英国营养基金会

High Holborn House

52-54 High Holborn

London WC1 6RQ

电话：020 7404 6504

网站：www.nutrition.org.uk

提供以证据为基础的食品和营养信息。

英国心脏基金会（BHF）

Greater London House

180 Hampstead Road

London NW1 7AW

电话：020 7554 0000

心脏帮助热线：0300 330 3311（星期一至星期五，上午 9 点至下午 5 点）。

网站：www.bhf.org.uk

提供研究资金、教育，以及出版一系列关于心脏病、生活方式问题、测试

和治疗以及具有慈善性质的保险公司信息内容的国家慈善机构。

苏格兰心胸与卒中学会（CHSS）总部

Third Floor

Rosebery House

Haymarket Terrace

Edinburgh EH12 5EZ

电话：0131 225 6963

咨询电话：0845 077 6000（星期一至星期五，上午 9 点 30 分至下午 12 点 30 分，下午 1 点 30 分至下午 4 点）。

网站：www. chss. org. uk

为胸部、心脏疾病和卒中的预防、诊断、治疗、康复以及对社会影响的研究提供资金的苏格兰慈善机构。他们出版了一系列关于心脏病、生活方式问题、测试和治疗的信息以及具有慈善性质的保险公司信息的内容的出版物。

英国糖尿病协会

总部办公室

Macleod House

10 Parkway

London NW1 7AA

电话：020 7424 1000

网站：www. diabetes. org. uk

提供有关糖尿病的建议和信息的国家与当地有关部门组织。

电子药物摘要（eMC）

网站：www. medicines. org. uk

提供有关英国获得许可的药品的最新讯息。

英国食品标准局

Aviation House

125 Kingsway

London WC2B 6NH

电话：020 7276 8960

网站：www. food. gov. uk

显示食品安全、营养和食品相关疾病最新研究结果的英国政府机构。

英国心脏协会

The Cholesterol Charity

7 North Road

Maidenhead

Berkshire SL6 1PE

帮助热线：0845 450 5988（周二和周四上午 10 点至下午 4 点）

网站：www.heartuk.org.uk

为高胆固醇人群提供信息和建议的国家慈善机构。

国民保健服务（NHS）精选网站

网站：www.nhs.uk

NHS 精选网站是线上英国国民健康保险制度的"前门"。它是该国最大的
健康网站，它提供了关于健康，您需要做出选择的所有信息。

北爱尔兰心胸与卒中协会

21 Dublin Road

Belfast

BT2 7HB

电话号码：0289 0320 184

网站：www.nichsa.com

资助胸部、心脏疾病和卒中的预防、诊断、治疗、康复以及社会影响方面
研究的北爱尔兰慈善基金。它的主要工作集中在四个领域：研究、宣传
和游说、养生保健、护理服务。

QUIT 网站

63 St. Marys Axe

London EC3A 8AA

电话：0207 469 0400

戒烟热线：0800 00 22 00

网站：ww.quit.org.uk

帮助吸烟者戒烟的英国慈善机构。这个网站为吸烟者、健康专家、教师提
供帮助和建议。

无烟网站

电话：0800 022 4 332

网站：www.smokefree.nhs.uk

提供免费支持、专家建议和包括戒烟包在内的工具来帮助人们戒烟。可观看真正戒烟者的视频以了解是什么帮助他们停止吸烟。

下面的网站将为您进行活动和锻炼提供帮助和支持。

www. walkit. com——城市步行地图和路线规划，帮助您围绕城镇周围徒步行走。在两个地点之间找到一条步行路线，包括您的步行时间（中国读者可参考）。

www. activescotland. org——为您选择的地区找寻当地活动项目（中国读者可参考）。

www. ouractivenation. co. uk——鼓励人们在家进行容易进行的运动和方式来获得健康。它包含一个活动查找器和许多其他活动的链接。

www. physicalactivityandnutritionwales. org. uk——威尔士身体运动和营养网络。鼓励人们运动和健康饮食。

关于压力和放松技巧的信息

下面的网站提供关于压力，放松技巧的自我帮助的信息。其中一些网站可以下载音频或视频文件，在电脑或 MP3 播放器上演示放松技巧。有些还允许您打印关于放松技巧的说明从而获取一系列的放松技巧。呼吸技巧和 PMR 是好的尝试起点，请尝试一下看哪种方法适合您。

www. mentalhealth. org. uk/information/wellbeing-podcasts——包含音乐和放松说明的一系列播客。

www. moodcafe. co. uk——获得免费放松资源，点击自助材料，然后进行放松。

www. getselfhelp. co. uk——于左手边点击下载库，然后可获得放松、冥想的 MP3 下载（少量资源需付费下载），并且可以阅读或打印免费说明。

www. stepsforstress. org——获取应对压力的传单。

www. eyegaze. tv/health——对于使用英国手语的聋哑人，提供自助放松的"压力与放松 DVD"。

www. heartandmindmatters. com——美国网站，为客户提供一系列的服务，并提供与心脏病患者有关的下载资料。